une initiation au MASSAGE

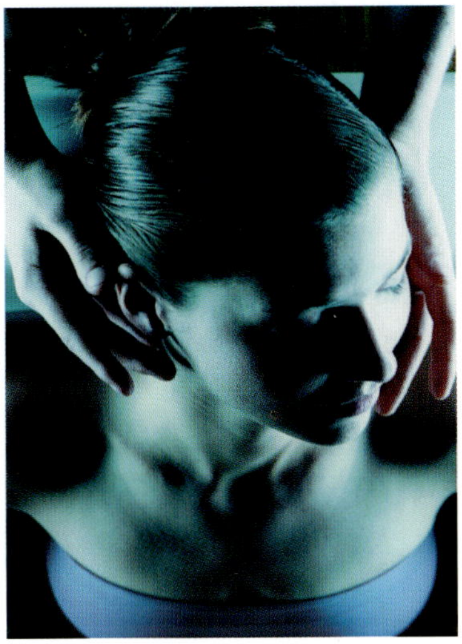

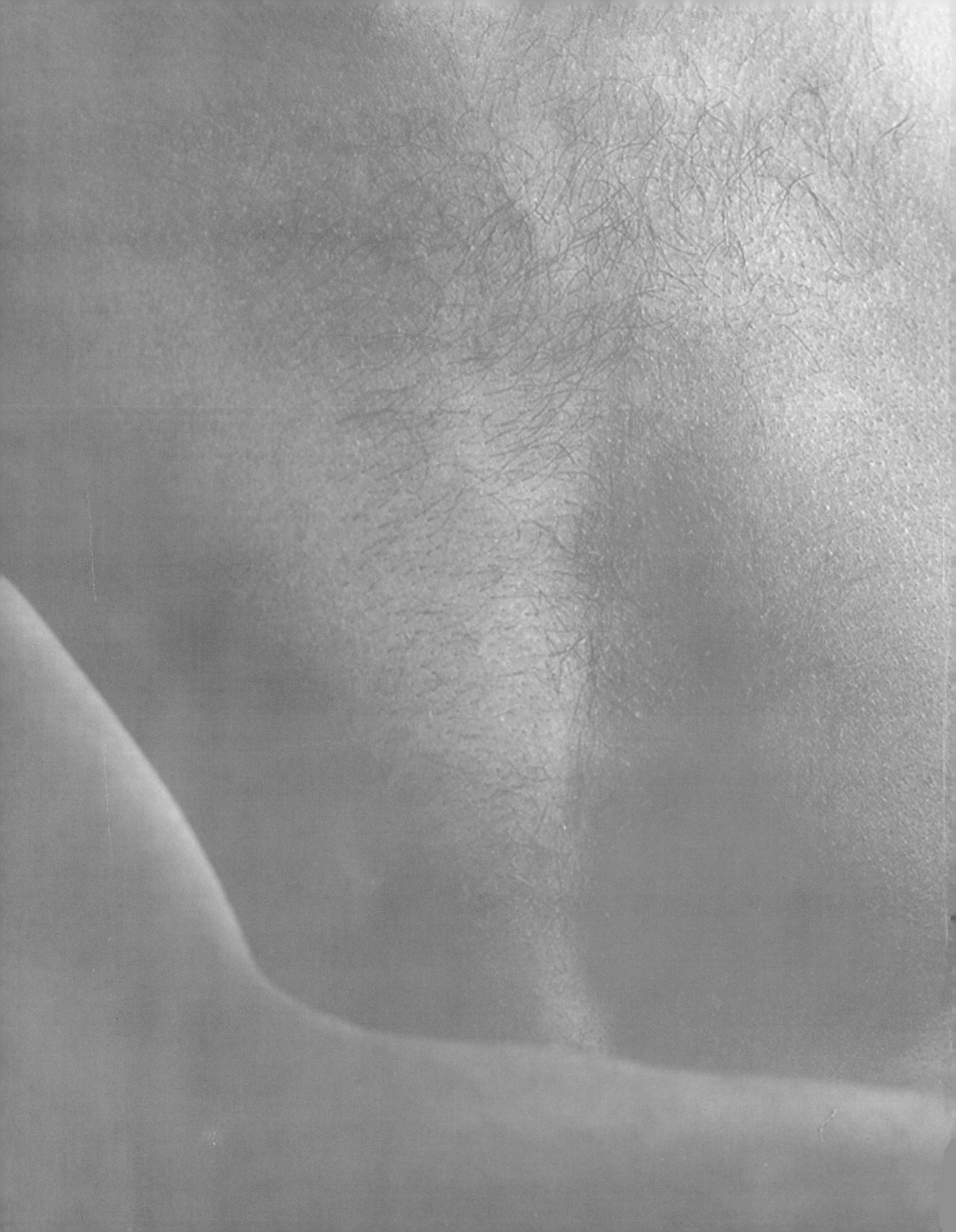

une initiation au MASSAGE

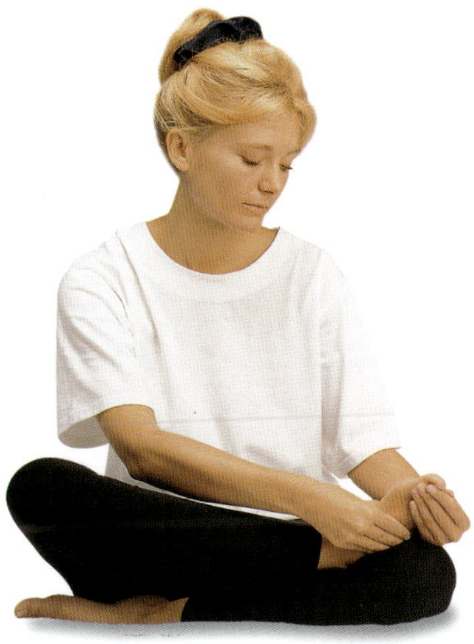

Vivienne Simberg

Parragon

Bath · New York · Singapore · Hong Kong · Cologne · Delhi · Melbourne

Parragon Books Ltd
Queen Street House
4 Queen Street
Bath BA1 1HE, Royaume-Uni

Direction artistique Terry Jeavons
Conception Jane Lanaway
Direction éditoriale Fiona Biggs
Responsable d'édition Mark Truman
Iconographie Trudi Valter
Photographie Ian Parsons

Réalisation : InTexte, Toulouse
Traduction de l'anglais : Marie-Line Hillairet, avec le concours de Nicolas Blot

ISBN : 978-1-4075-0471-1

Imprimé en Chine
Printed in China

DÉDICACE

À mon mari, Raymond, qui m'a donné l'idée de me consacrer à l'art du massage et m'a vivement encouragée à en faire mon métier.

Sommaire

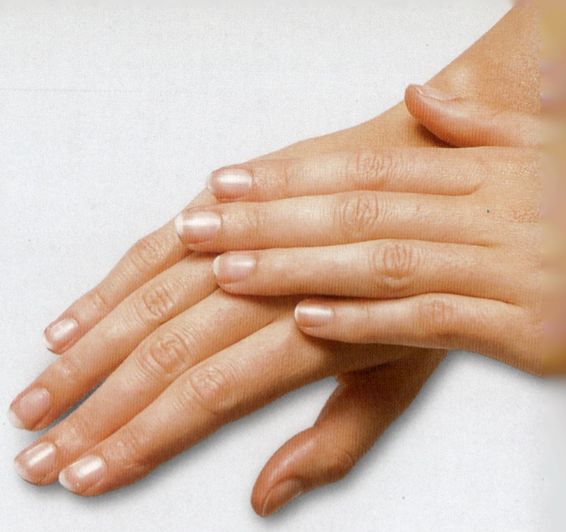

Origines et histoire du **massage**

Le massage est une combinaison de techniques saines et efficaces accessibles à une majorité de gens. C'est une thérapie holistique qui contribue au bien-être physique, mental et spirituel du praticien comme du patient, ou bien des deux partenaires. Elle donne d'excellents résultats chez les jeunes et les moins jeunes, hommes ou femmes.

Depuis des siècles, de l'ère primitive à nos jours, le massage se pratique à des fins médicales et thérapeutiques aussi bien dans la rue qu'à la maison, au travail et dans les hôpitaux. Les peintures rupestres préhistoriques et l'art de l'Égypte ancienne témoignent de l'usage combiné des huiles et du toucher pour purifier, apaiser et embellir le corps et l'âme.

Gladiateurs et soldats se faisaient masser avant et après la bataille. Chez les Phéniciens et les Grecs, le massage fait son apparition dès 450 av. J.-C. ; aux balbutiements de la médecine, Hippocrate entreprend d'étudier le

Depuis des siècles, le massage joue un rôle éminent dans de nombreuses civilisations et religions du monde entier.

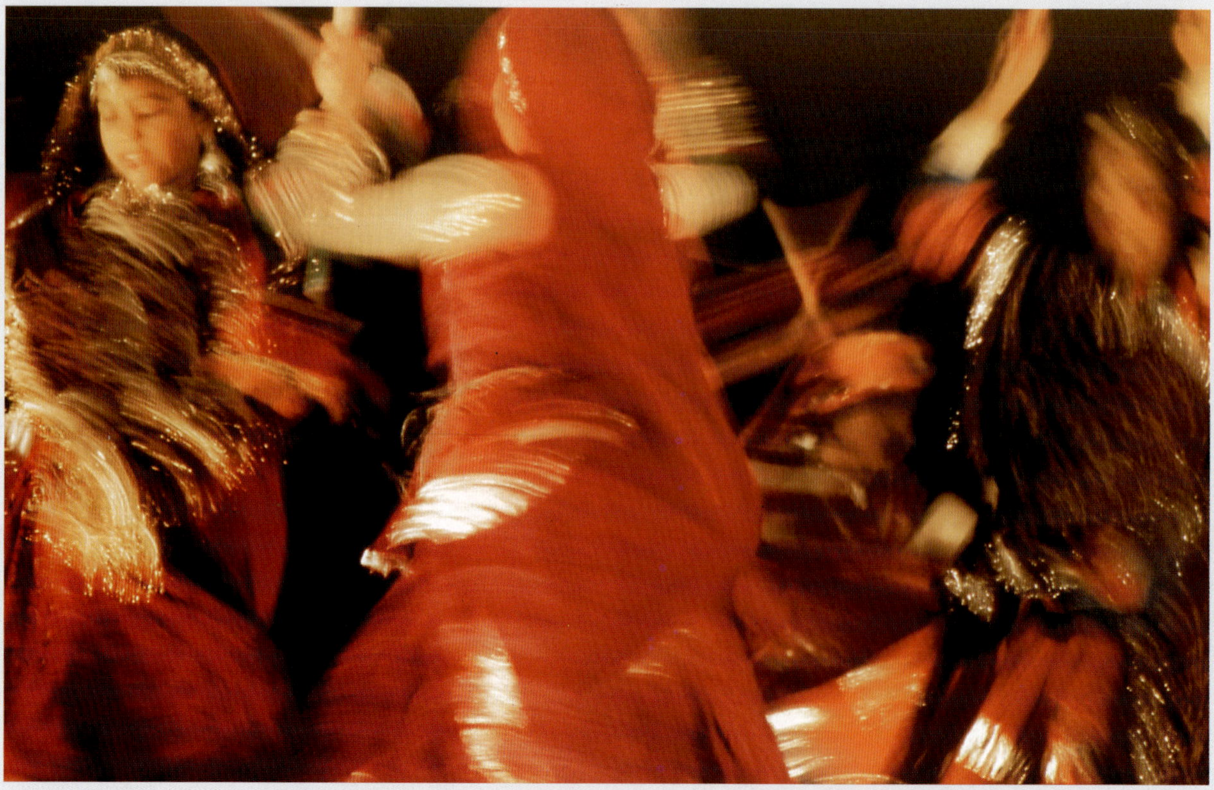

massage. Des écrits bibliques évoquent le pouvoir guérisseur des mains de Jésus et des Hébreux. À l'ère romaine, Cléopâtre rapporte qu'elle a reçu des massages ; divers documents datant du Moyen Âge font état de massages. Pendant la Première Guerre mondiale, les massages servent à soulager et détendre les blessés en attente de soins médicaux ou de médicaments.

Par le biais du toucher, le massage joue un rôle essentiel dans le processus de guérison. Il améliore la santé physique et le bien-être général, stimule les facultés mentales et permet d'accéder au spirituel.

Le toucher est apprécié de tous, en particulier de ceux qui ont peu de contacts physiques dans leur quotidien, comme les personnes âgées, handicapées ou seules. Le massage est un véritable don du toucher.

Le mot vient du latin *mass* et de l'arabe *massa*, qui signifient « frotter » ou « presser doucement ». Lorsqu'on a mal, le geste apaise. Combien sommes-nous à nous rappeler encore aujourd'hui le soulagement que nous procuraient les caresses magiques de notre maman sur une bosse, un bleu ou une égratignure, ou la délicieuse fraîcheur de sa main sur notre front brûlant de fièvre ? Pour chasser un mal de tête, vous vous massez instinctivement le front. Lorsque vous apprenez une mauvaise nouvelle, vous êtes heureux de trouver une épaule compatissante, une étreinte réconfortante, une main qui vous frotte le dos ou qui vous presse le bras pour vous rassurer.

Nous avons tous un jour bénéficié d'un massage, quel que fût sa forme.

Le massage thérapeutique est un développement structuré du toucher instinctif. Il ne sollicite pas une seule technique mais plusieurs.

Dans le cas d'une maladie ou d'une gêne musculaire ou articulaire, d'un problème circulatoire ou lymphatique, d'un blocage du flux énergétique, le massage se révèle extrêmement bénéfique. Mais il est également très utile pour résoudre les problèmes émotionnels ou psychologiques qui nécessitent un surcroît d'assurance ou d'estime de soi.

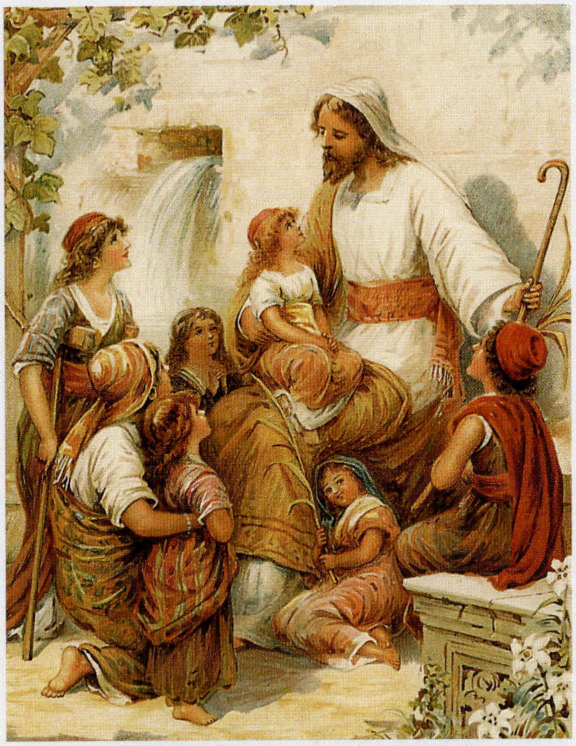

Le pouvoir guérisseur du toucher – la fameuse imposition des mains – est mentionné par de nombreuses religions, dont le christianisme.

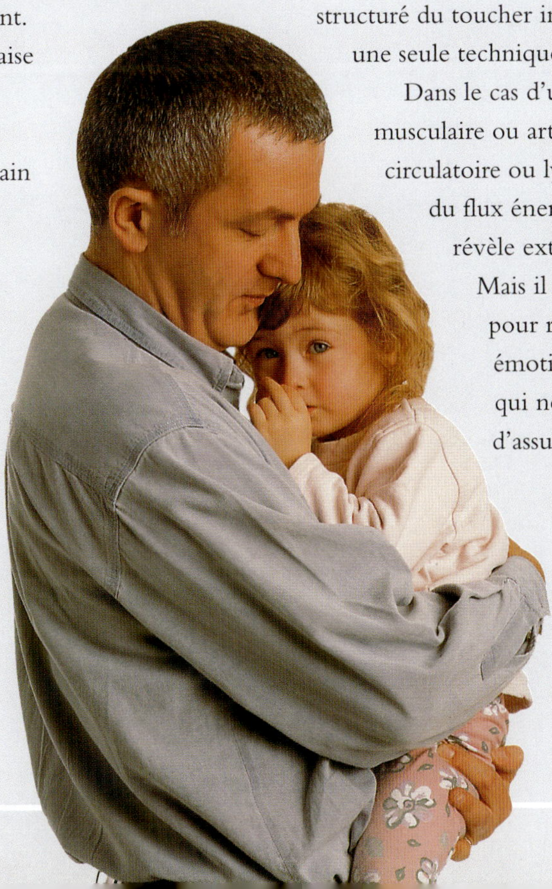

Lorsque nous avons mal, nous recherchons d'instinct l'étreinte d'un être cher.

Le massage dans le quotidien

Le massage englobe de nombreuses techniques que le thérapeute doit être capable de mettre en œuvre, une à la fois ou en les associant. Toutefois, il n'est pas toujours nécessaire de voir un spécialiste pour apprécier les vertus les plus fondamentales du massage, que vous avez certainement eu l'occasion d'expérimenter dans votre vie courante.

Avant d'attaquer une journée bien remplie, vous préférez peut-être prendre une douche plutôt qu'un bain. Vous vous séchez avec une serviette en vous frottant vigoureusement le corps pour stimuler votre circulation et préparer votre corps à l'action. Le soir, si vous optez pour un bain chaud et parfumé, vous allumerez quelques bougies, mettrez de la musique douce, et aurez envie de vous caresser la peau avec une éponge douce. Alors que cette agréable sensation de détente vous envahit, répétez lentement ces caresses, de l'épaule jusqu'au bout de vos doigts, sans vous presser.

Pour vous sécher, vous aurez des mouvements plus doux, vous vous envelopperez dans votre serviette et vous allongerez sur votre lit pour une brève séance de méditation.

Dans la vie quotidienne, le massage est un moyen de s'occuper de soi et des autres. À la suite d'une blessure, vous pouvez appliquer une compresse sur la zone affectée. Trempez un coton dans un bol d'eau tiède additionnée de quelques gouttes d'antiseptique, essorez-le et massez délicatement autour de la plaie en évitant le contact direct avec celle-ci. Massez toujours en direction du cœur pour stimuler la circulation sanguine et le drainage lymphatique.

Si la zone en périphérie de la blessure est chaude, appliquez une compresse imbibée d'eau froide. À l'inverse, dans le cas d'une blessure musculaire et si la zone

Un séjour prolongé dans un bain est une forme de massage dénommée hydrothérapie, qui peut avoir une vocation apaisante ou revigorante selon le besoin.

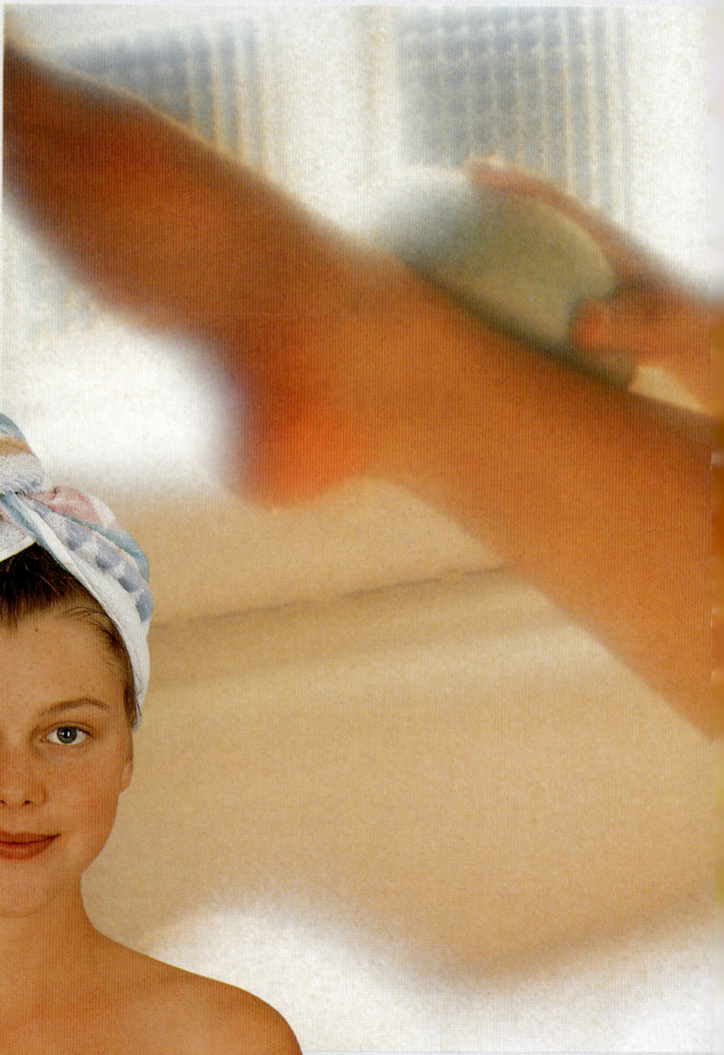

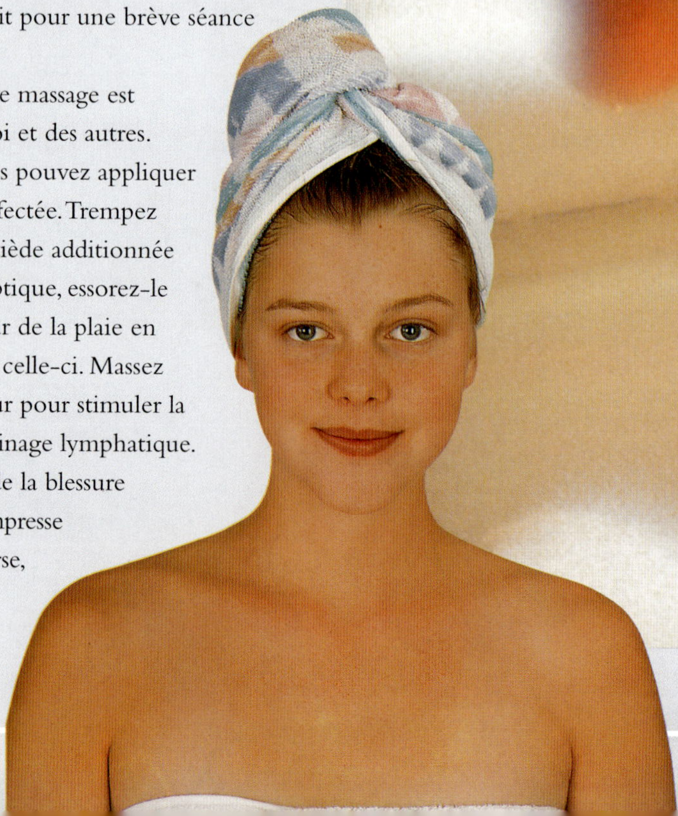

affectée est froide, appliquez une compresse chaude. L'alternance du chaud et du froid contribue à faire désenfler les tissus endommagés.

En situation de détente, sur un lit ou un canapé, pieds nus ou en chaussettes, il vous arrive certainement de vous tenir les pieds. Sachez qu'en agissant ainsi, vous vous faites un bien fou. En effet, l'étude de la réflexologie a démontré que, d'un point de vue anatomique, les pieds sont la représentation en miniature du corps humain et de ses organes. Chaque bosse, chaque contour vous informe sur l'évolution de votre corps et le fonctionnement de vos organes.

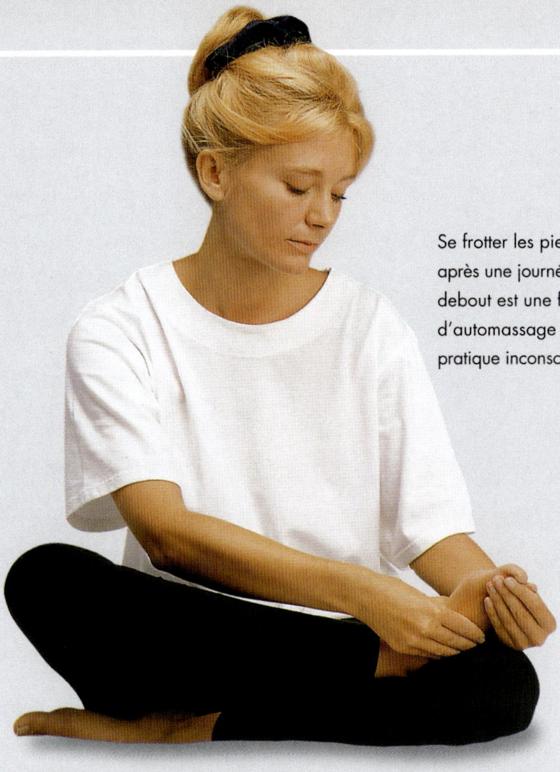

Se frotter les pieds après une journée passée debout est une forme d'automassage que l'on pratique inconsciemment.

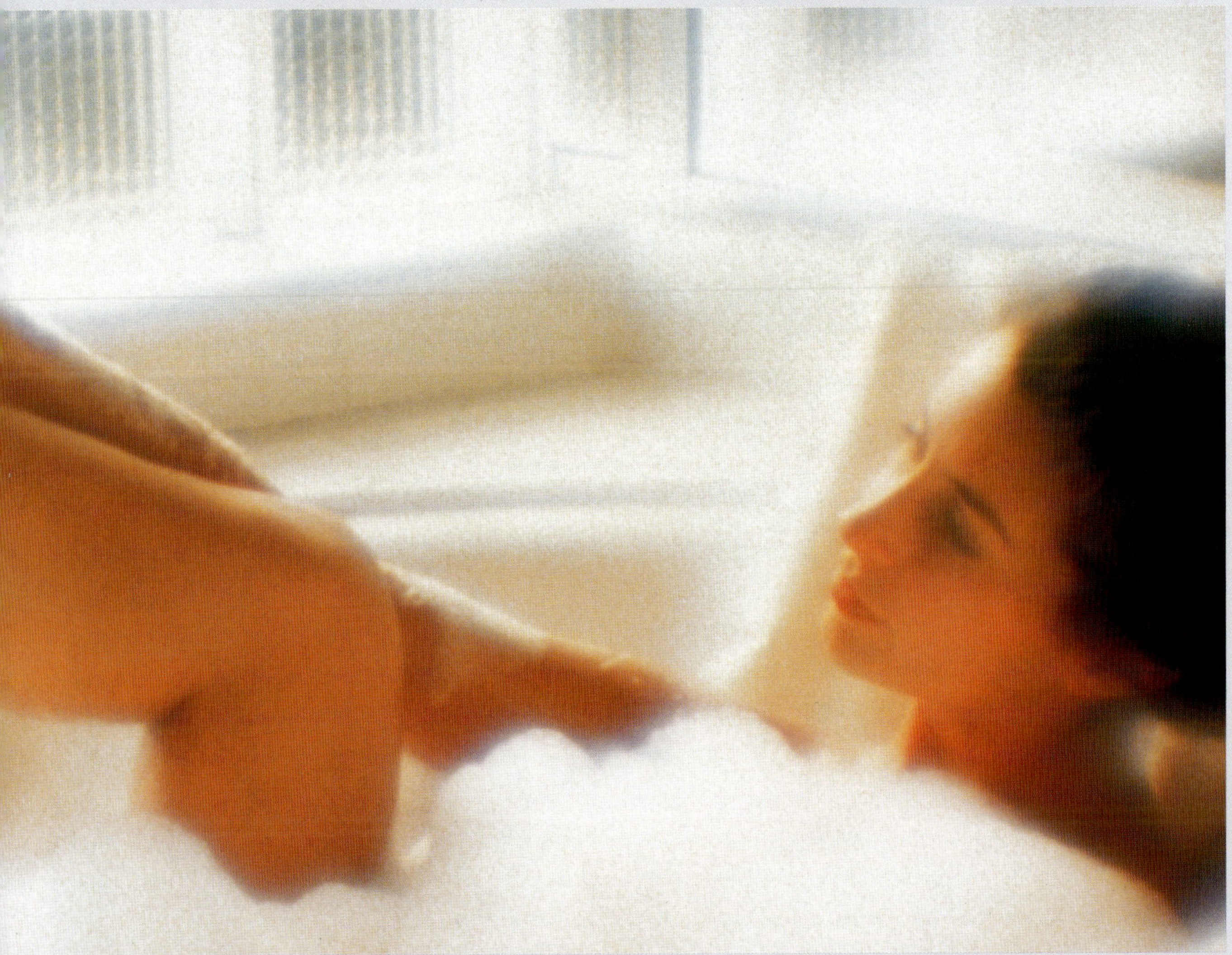

À qui s'**adresse** le massage ?

Le massage s'adresse à tous les êtres vivants doués de sensations, et non uniquement aux malades et aux handicapés. Chacun de nous peut bénéficier du toucher attentionné d'une autre personne.

Le massage contribue au développement moteur et à la bonne coordination des mouvements des bébés, mais il aide également leurs parents. Tous les parents qui ont un emploi du temps chargé ont besoin d'observer des pauses régulières, de prendre le temps de s'occuper d'eux. La sensation de bien-être que procure le massage leur permettra de gérer les angoisses inhérentes à la venue d'un enfant et de se libérer du stress et des tensions qui les assaillent à la maison et au travail. Un parent heureux et détendu est de bien meilleure compagnie ; une fois reposé et dynamisé, il peut contribuer au bien-être de la famille et gérer sa vie professionnelle avec sérénité.

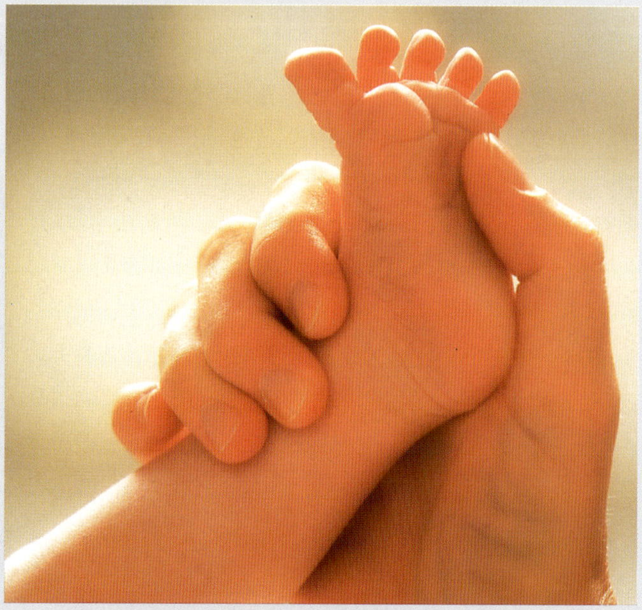

Le massage des bébés, par les bienfaits qu'il apporte au receveur comme au donneur fait l'objet d'un vif regain d'intérêt.

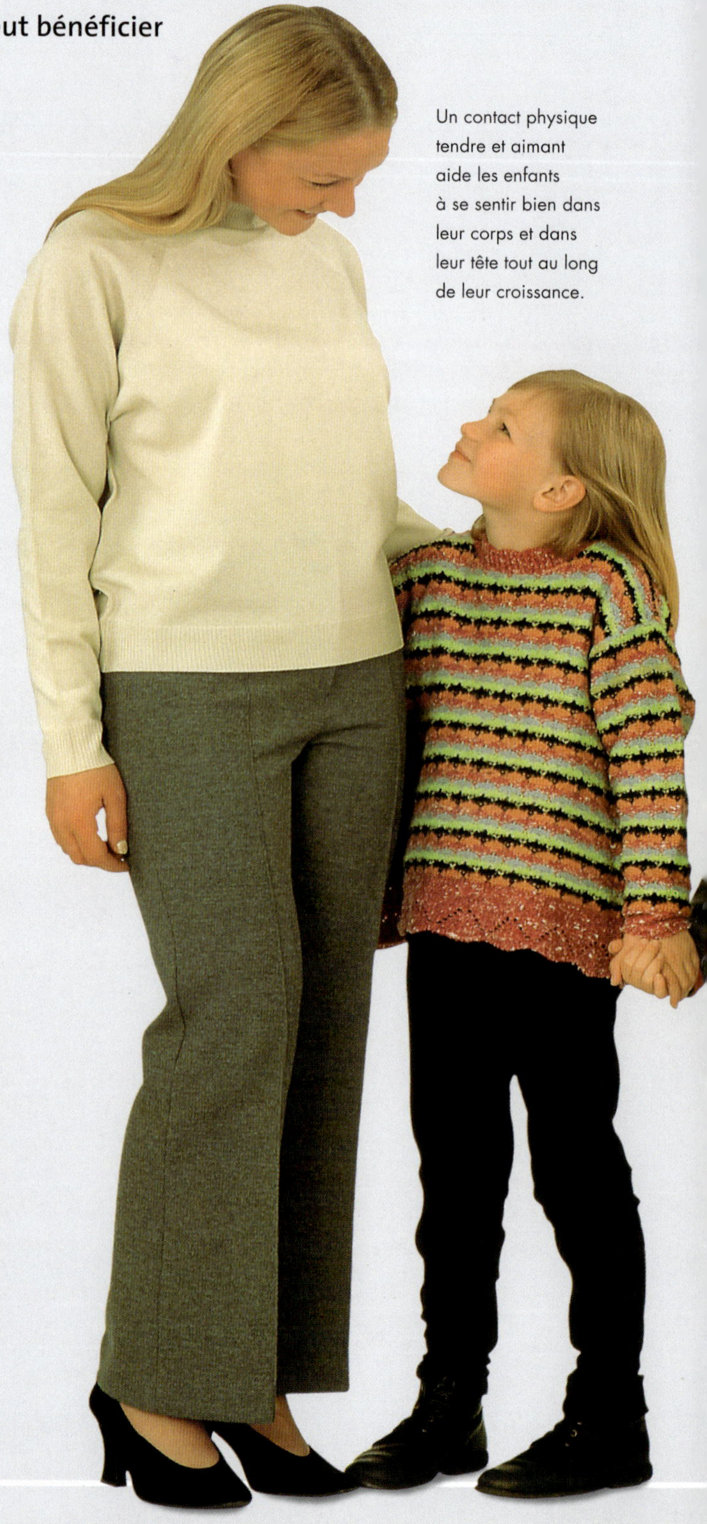

Un contact physique tendre et aimant aide les enfants à se sentir bien dans leur corps et dans leur tête tout au long de leur croissance.

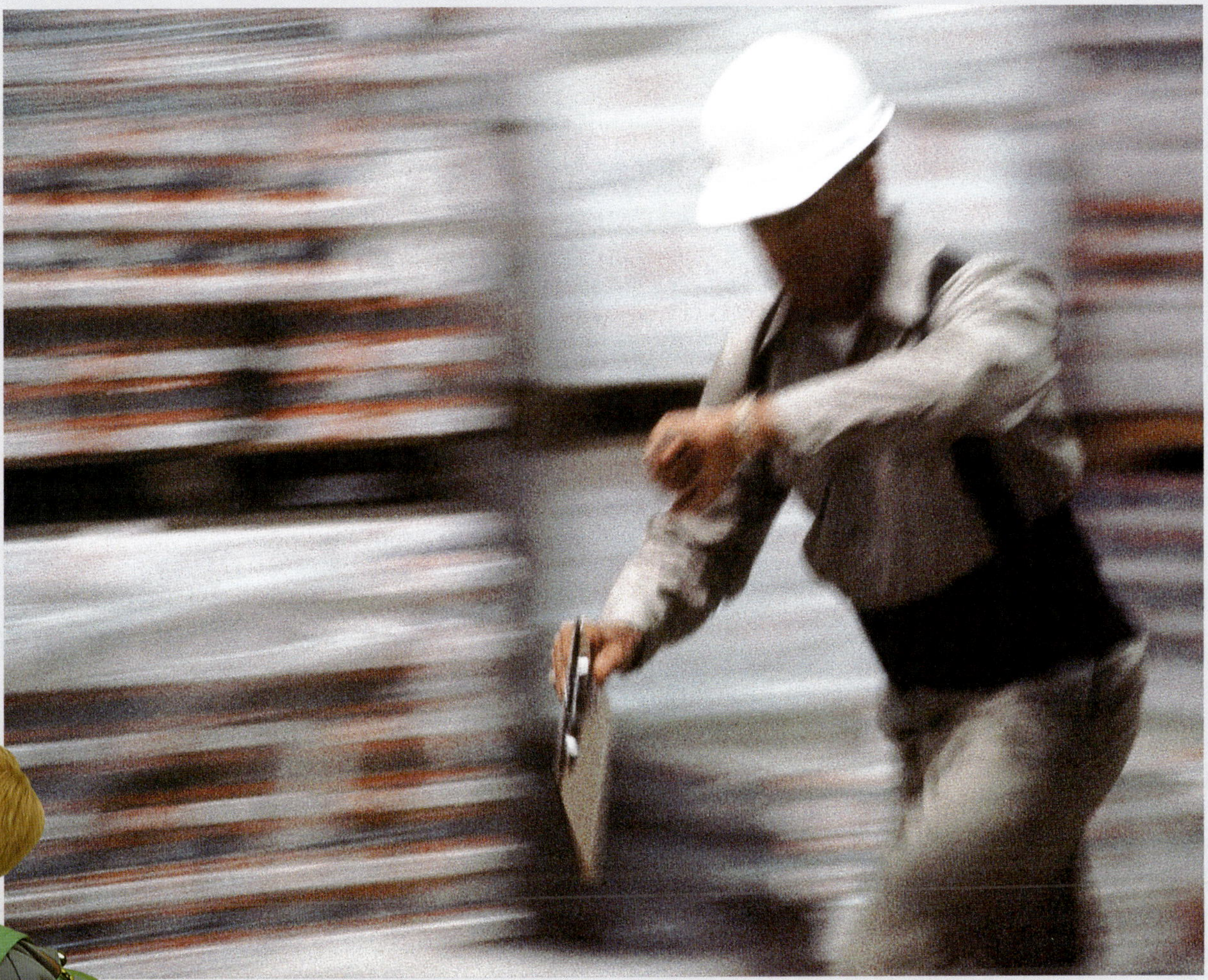

Il est important de prendre le temps de se détendre pour empêcher le stress de provoquer une maladie grave. Le massage est un moyen parmi d'autres d'éliminer les tensions.

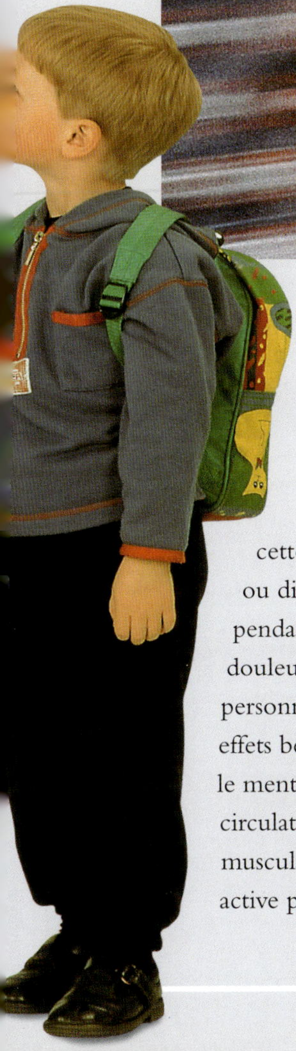

Les enfants sont stressés par leur environnement social et scolaire, et aussi parce qu'ils s'efforcent souvent de répondre favorablement aux attentes de leurs parents.

Le massage, qui contribue à calmer cette anxiété chez les jeunes, tend à prévenir ou diminuer les comportements asociaux pendant l'adolescence ; il soulage aussi les douleurs et les lésions bénignes. Chez les personnes plus âgées, le massage produit des effets bénéfiques tant sur le physique que sur le mental. En outre, comme il améliore la circulation et diminue le risque de claquage musculaire, il les encourage à mener une vie active plutôt que sédentaire.

La vie quotidienne et ses contraintes ne laissent pas indemne. Le travail continu soumet le corps à des tensions qu'il ne pourra affronter sans l'aide d'un programme d'entretien adapté. Nous pensons que si rien ne nous fait souffrir tout va bien. Mais sous l'effet du stress, l'organisme accumule la tension jusqu'à ce que quelque chose finisse par lâcher.

Que ce stress se manifeste sous forme de douleurs musculaires et articulaires ou de dépression nerveuse, le massage permet de le réduire en rétablissant un équilibre et en libérant les énergies bloquées. Toutefois, le massage est déconseillé dans le cas de certaines affections qui sont énumérées dans les pages qui suivent.

PRÉCAUTIONS

Évitez les massages :

PENDANT LES TROIS PREMIERS MOIS DE LA GROSSESSE (*voir* page ci-contre).

PENDANT LES RÈGLES, car ils risquent d'augmenter l'écoulement de sang.

EN CAS DE DIABÈTE – la gravité du diabète varie mais lorsque la maladie est grave, le patient n'est pas toujours capable de ressentir la douleur.

EN CAS DE MALADIES CARDIOVASCULAIRES – (lorsque ces maladies sont diagnostiquées ou lorsqu'il y a suspicion d'angine de poitrine) car ils augmentent le flux sanguin. Les variations de la tension artérielle induites par l'accélération du rythme cardiaque peuvent provoquer des troubles.

EN CAS DE VEINES VARIQUEUSES, ou d'antécédents de thrombose. N'effectuez pas de massages sur des veines rompues ou variqueuses. Ceux-ci augmentent le flux sanguin, risquent de provoquer une coagulation et de modifier le flux sanguin vers le cœur. Des masseurs pratiquent un effleurage doux lorsqu'un généraliste le prescrit pour le bien-être de son patient.

EN CAS D'ARTHRITE – en phase inflammatoire, le massage entraîne une surchauffe ; toutefois, un effleurage léger est autorisé au stade suivant.

SUR LES TISSUS RÉCEMMENT CICATRISÉS, que la cicatrice résulte d'un accident ou d'une intervention chirurgicale — car la cicatrisation de la peau et des tissus nécessite environ six mois (et jusqu'à deux ans dans les zones fragiles).

EN CAS DE TEMPÉRATURE CORPORELLE ÉLEVÉE, car le massage peut propager l'infection.

EN CAS D'INFLAMMATION, car si celle-ci est due à un kyste graisseux, le massage propagera l'infection. L'inflammation est développée par l'organisme pour protéger la zone abîmée.

EN CAS D'AFFECTIONS CUTANÉES GRAVES, les massages peuvent accroître l'irritation.

EN CAS DE PLAIES OUVERTES, DE COUPURES ET DE CONTUSIONS – faites un massage drainant léger autour de la zone pour activer le flux sanguin et accélérer la guérison en cas d'hématome. L'huile peut aggraver une plaie ouverte.

EN CAS DE BLESSURES MUSCULAIRES OU ARTICULAIRES – il est préférable de consulter un thérapeute professionnel.

LORSQUE VOUS SUIVEZ UN TRAITEMENT MÉDICAL, consultez votre médecin car certaines huiles de massage renferment des substances chimiques dérivées de plantes qui risquent de contrecarrer les effets de certains remèdes.

EN CAS D'IRRITATION – les massages nécessitant de fortes doses d'huile essentielle et certaines huiles supports peuvent aggraver les irritations, notamment en cas d'affections cutanées.

EN CAS D'INFLAMMATION LOCALE – l'ajout d'une dose importante d'huile essentielle à l'eau de votre bain peut provoquer des rougeurs cutanées et des picotements insupportables.

EN CAS DE SENSIBILITÉ, de réaction allergique et d'irritation intense.

IL EST DÉCONSEILLÉ d'exposer la peau au soleil dans les 12 heures suivant l'application d'huiles.

POURQUOI FAUT-IL ÉVITER LES MASSAGES PENDANT LA GROSSESSE ?

En règle générale, les massages sont déconseillés pour les femmes enceintes, en particulier au cours du premier trimestre, à cause du risque de complications. Les mouvements circulaires insistants et répétés risquent de provoquer des contractions. Le bébé est réceptif à tous les signaux que vous lui envoyez ; en outre, il absorbera les huiles essentielles par le sang. Certaines huiles essentielles peuvent être nocives et le bébé peut aussi être allergique aux arachides et à d'autres composants d'une huile support. Le massage corporel complet ou même un massage intensif des pieds n'est pas recommandé sans avoir sollicité l'avis d'un médecin au préalable, sauf s'il est pratiqué par un thérapeute professionnel. En revanche, un léger massage du crâne, sans huile, est acceptable, et un effleurage ou des caresses sur le visage et le front auront pour effet d'éliminer le stress. Les femmes enceintes souffrant souvent de douleurs lombaires, un léger massage du bas du dos, sans huile, soulagera ce genre d'affections.

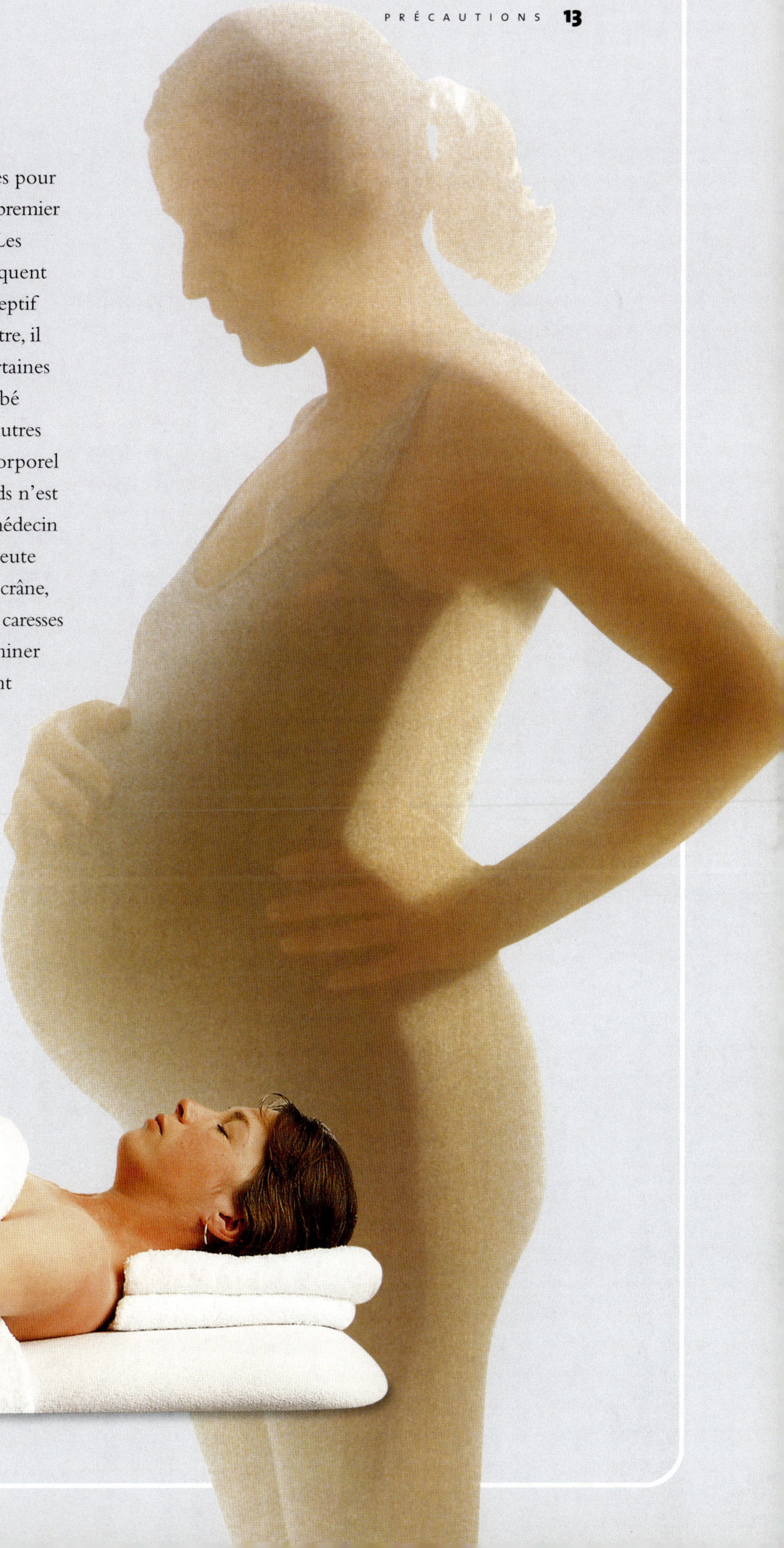

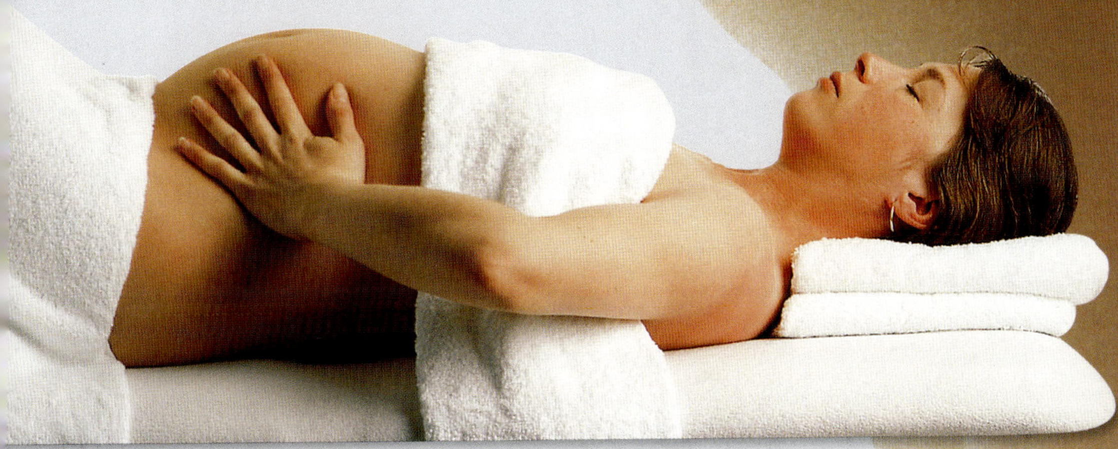

Pendant les derniers mois de grossesse, il est possible de recevoir des massages doux. Ceux-ci peuvent également servir à soulager les douleurs pendant l'accouchement.

Choisir un **style** de massages

Prenez votre temps pour choisir un style de massages. Pour bénéficier au maximum du traitement, vous devez vous sentir parfaitement à l'aise avec votre thérapeute.

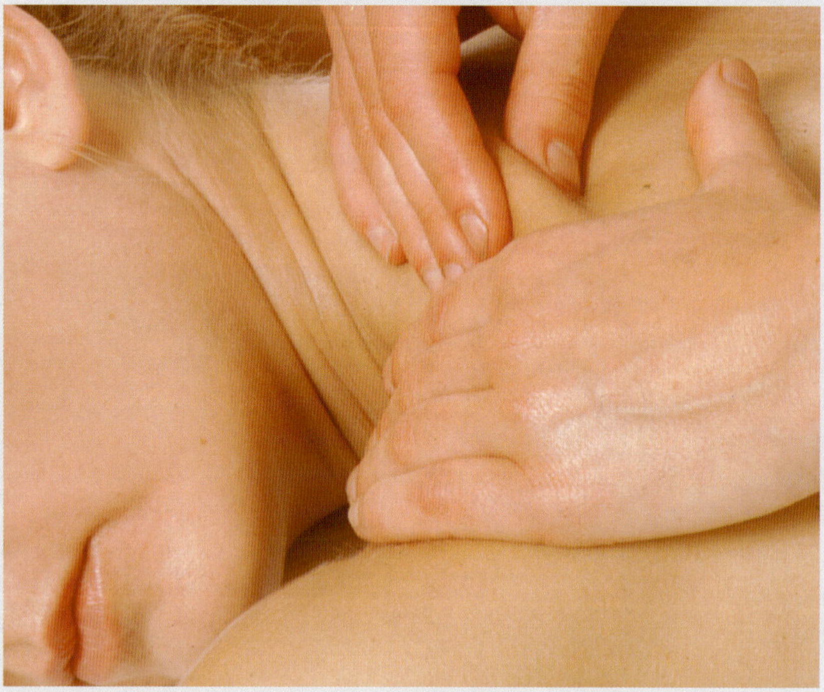

Quelles que soient vos raisons pour solliciter des massages, vous devez vous sentir à l'aise avec votre thérapeute.

Lorsque vous décidez de vous faire masser par un professionnel, vous devez savoir exactement ce que vous attendez de ce traitement. Il existe divers types de massages – massage thérapeutique, massage sportif, shiatsu, massage suédois ou massage d'aromathérapie, etc.

Comment choisir le bon thérapeute qui saura répondre à vos besoins du moment ? Un masseur pratiquant le massage suédois utilise un style de mouvements de mains popularisé au XVIIIe siècle par un Scandinave, Per Henrik Ling, qui vise à traiter le système circulatoire et à améliorer la posture, deux éléments jugés cruciaux pour la santé de l'organisme.

Les masseurs-kinésithérapeutes du sport ont appris des techniques spécialement adaptées au traitement des blessures dues à la pratique d'un sport, fondées sur l'augmentation du flux sanguin vers l'endroit touché. Elles sont souvent appliquées avec plus de vigueur et nécessitent une plus grande sollicitation des tissus que le massage classique. Les masseurs doivent suivre une formation approfondie en physiologie et en anatomie. Ils sont parfois amenés à effectuer des manipulations affectant les tissus et les muscles reliés au squelette. Les physiothérapeutes utilisent le massage manuel, des infrarouges ou du matériel produisant des vibrations mécaniques pour pratiquer l'effleurage, le malaxage, le pétrissage ou les percussions. Ces techniques ont pour but de stimuler la circulation sanguine en vue d'accélérer la guérison des articulations et des blessures douloureuses.

Lorsque vous contactez un thérapeute, posez les questions qui vous préoccupent, discutez avec lui de vos affections et prenez votre temps avant de vous décider. Les massages d'aromathérapie, aux huiles essentielles, diffusent une senteur agréable qui contribue au bien-être du sujet. L'odorat est stimulé par les nerfs olfactifs, directement reliés au système limbique. Ceci explique l'émergence quasi immédiate de souvenirs

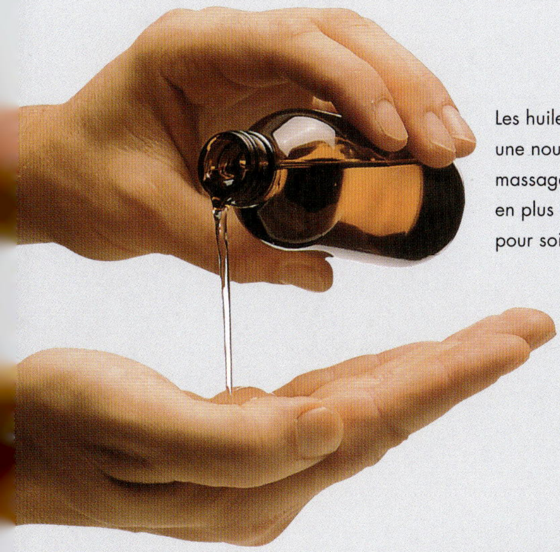

Les huiles essentielles donnent une nouvelle dimension au massage en utilisant l'odorat en plus du contact physique pour soigner.

en réponse à une odeur familière, et également les réactions pleines d'émotions du corps. Tous les masseurs professionnels ont reçu une formation en anatomie et travaillent en respectant de strictes consignes d'hygiène ainsi qu'un code de déontologie spécifique à leur profession.

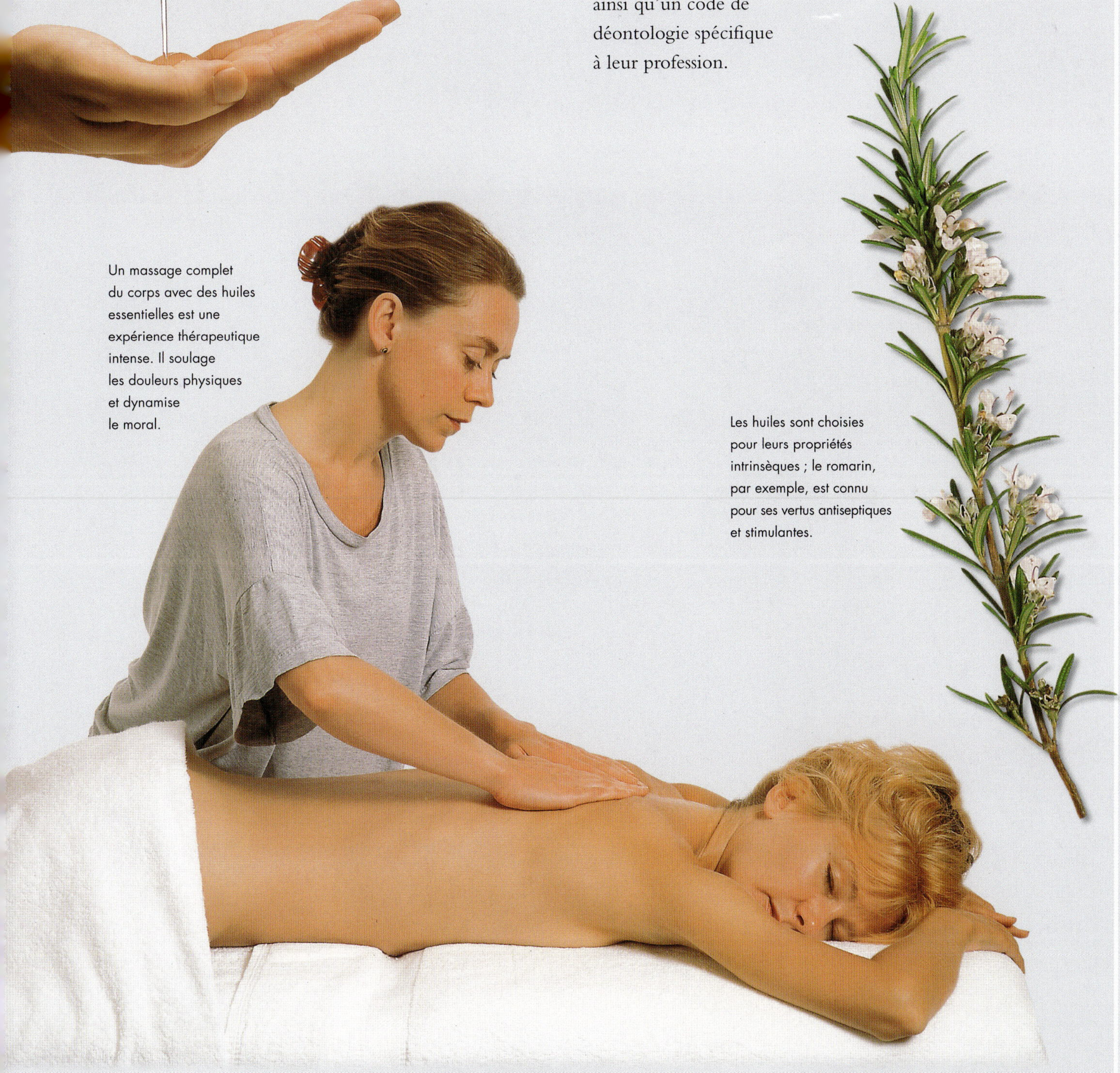

Un massage complet du corps avec des huiles essentielles est une expérience thérapeutique intense. Il soulage les douleurs physiques et dynamise le moral.

Les huiles sont choisies pour leurs propriétés intrinsèques ; le romarin, par exemple, est connu pour ses vertus antiseptiques et stimulantes.

Les différents **styles**

Il est souvent profitable de combiner différents styles de massages. Pour la relaxation par exemple, le massage aux huiles essentielles détend beaucoup plus que le massage suédois, plus vivifiant, même si les techniques de base sont aux deux formes.

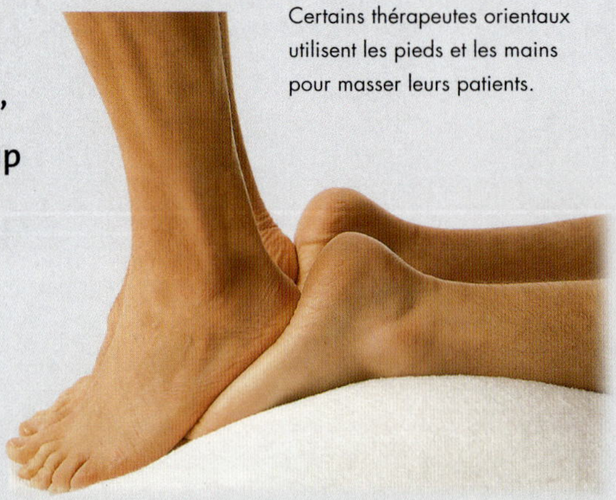

Certains thérapeutes orientaux utilisent les pieds et les mains pour masser leurs patients.

Le shiatsu, développé en Extrême-Orient, est un massage exercé par pression des doigts le long des méridiens ; il débloque l'énergie des zones contractées et redonne vitalité et dynamisme tandis que les styles de massages occidentaux se préoccupent davantage d'apaiser et de relaxer. Mais le shiatsu ne repose pas uniquement sur l'application des mains !

L'aromathérapie est le résultat de l'intégration d'une alchimie externe et interne étudiée et popularisée au début des années 1920 par le chimiste français René-Maurice Gattefossé. Ce dernier se brûla gravement les mains dans son laboratoire et fut immédiatement soulagé après les avoir plongées dans un récipient d'huile essentielle de lavande. Sa peau et ses tissus cicatrisèrent rapidement. Un massage avec application d'huiles aura un effet plus décontractant qu'un massage seul. Dans un massage d'aromathérapie, les huiles essentielles sont ajoutées à une huile support (ou huile de base) ; elles sont extraites de plantes et d'arbres – les plantes contiennent hormones et vitamines, et nombre d'entre elles ont des propriétés antibiotiques et antiseptiques.

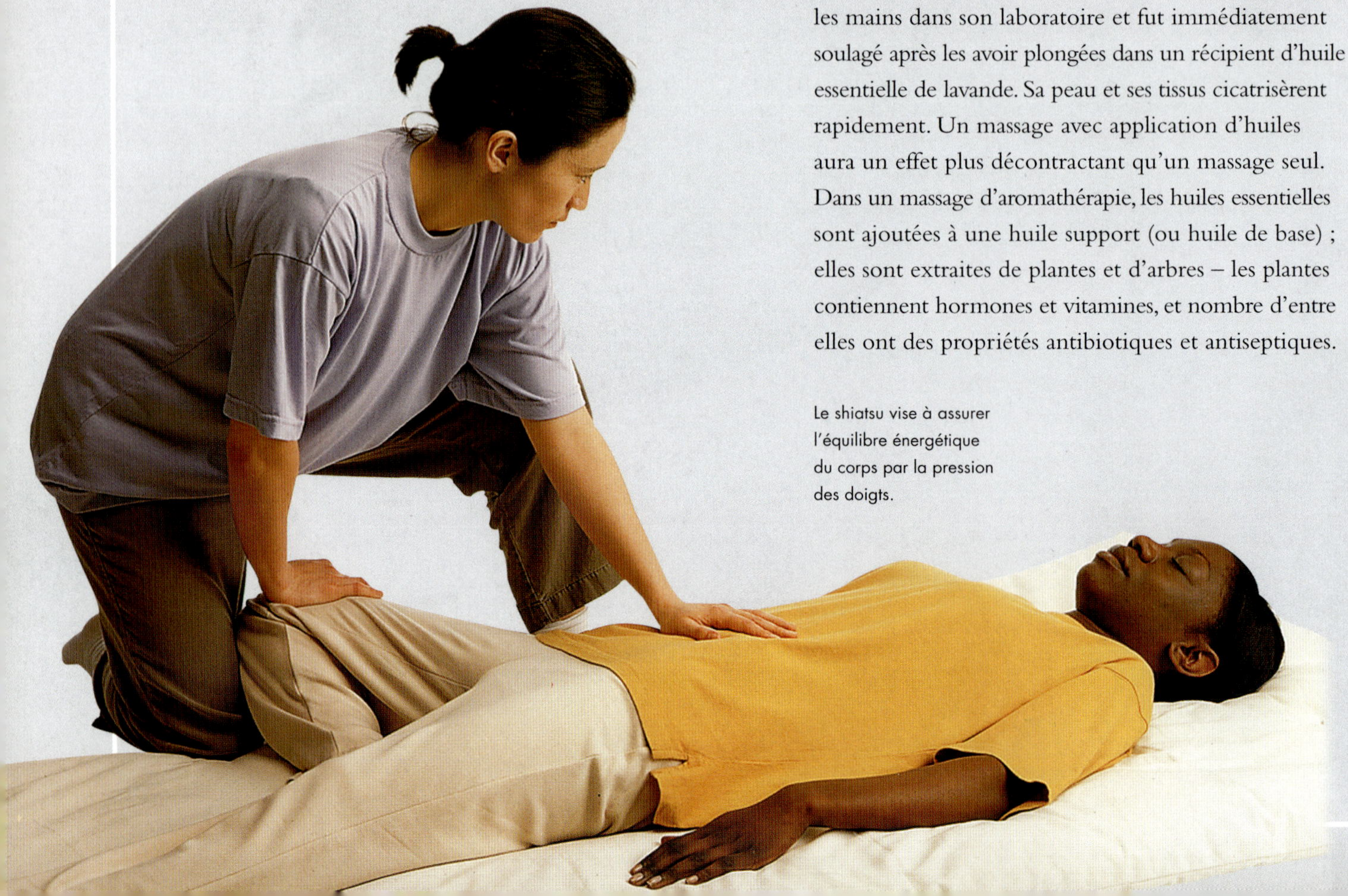

Le shiatsu vise à assurer l'équilibre énergétique du corps par la pression des doigts.

DISTILLATION À LA VAPEUR

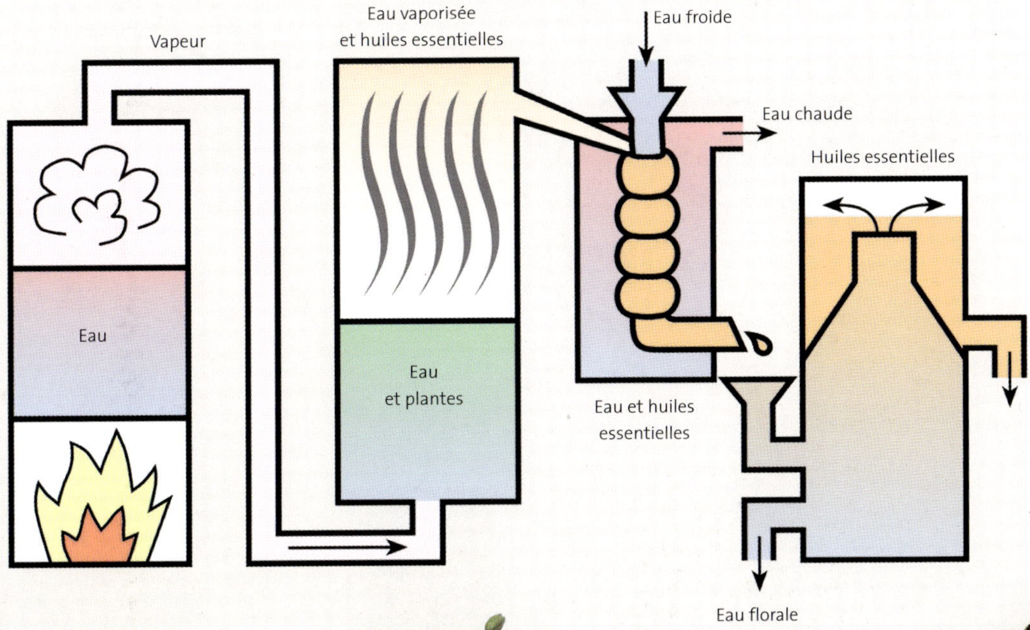

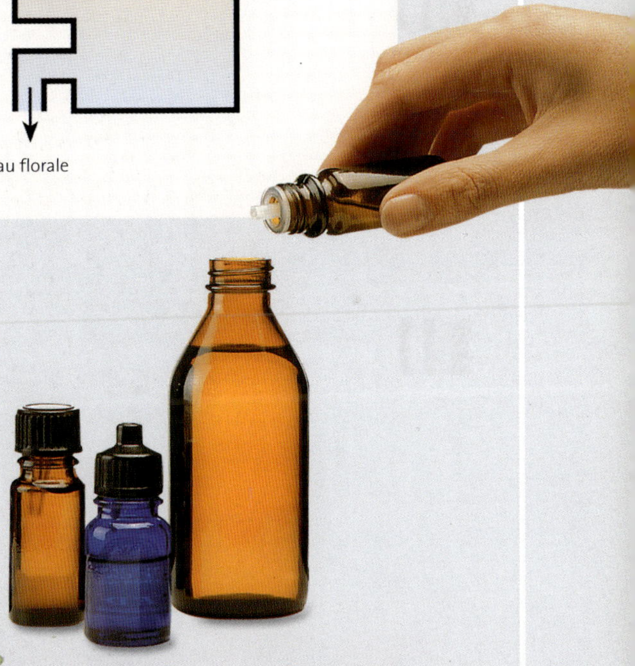

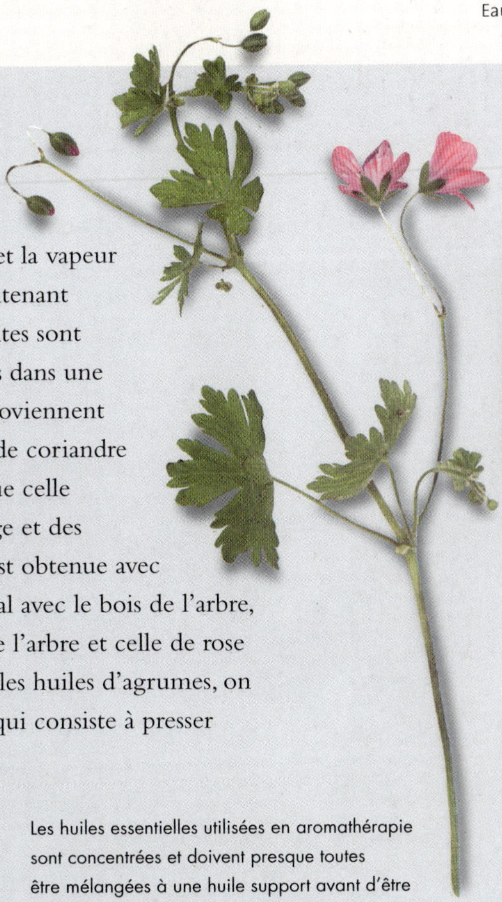

La distillation à la vapeur est une des méthodes utilisées pour extraire l'huile essentielle. L'eau est chauffée et la vapeur collectée dans un alambic contenant les plantes. Les vapeurs produites sont ensuite refroidies et recueillies dans une cuve. Les huiles essentielles proviennent de différentes sources – celle de coriandre est issue de la graine tandis que celle de géranium est issue de la tige et des feuilles ; celle de gingembre est obtenue avec la racine, celle de bois de santal avec le bois de l'arbre, celle de cèdre avec l'écorce de l'arbre et celle de rose avec les pétales. Pour extraire les huiles d'agrumes, on utilise l'expression, méthode qui consiste à presser l'écorce des fruits.

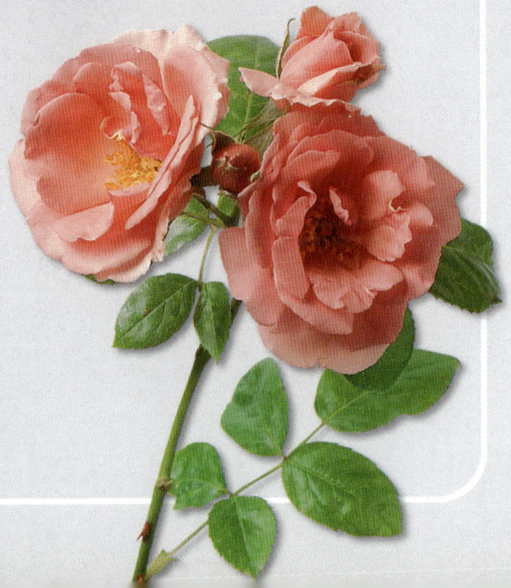

Les huiles essentielles utilisées en aromathérapie sont concentrées et doivent presque toutes être mélangées à une huile support avant d'être appliquées sur la peau.

Les **bienfaits** du massage

Le massage met en œuvre le toucher. Un léger toucher du doigt ou de la main apaise. Le toucher transmet quantité de messages de bienveillance et d'harmonie – il exprime gentillesse et compassion, surtout lorsqu'il s'applique à quelqu'un qui n'a pas souvent l'occasion d'être touché.

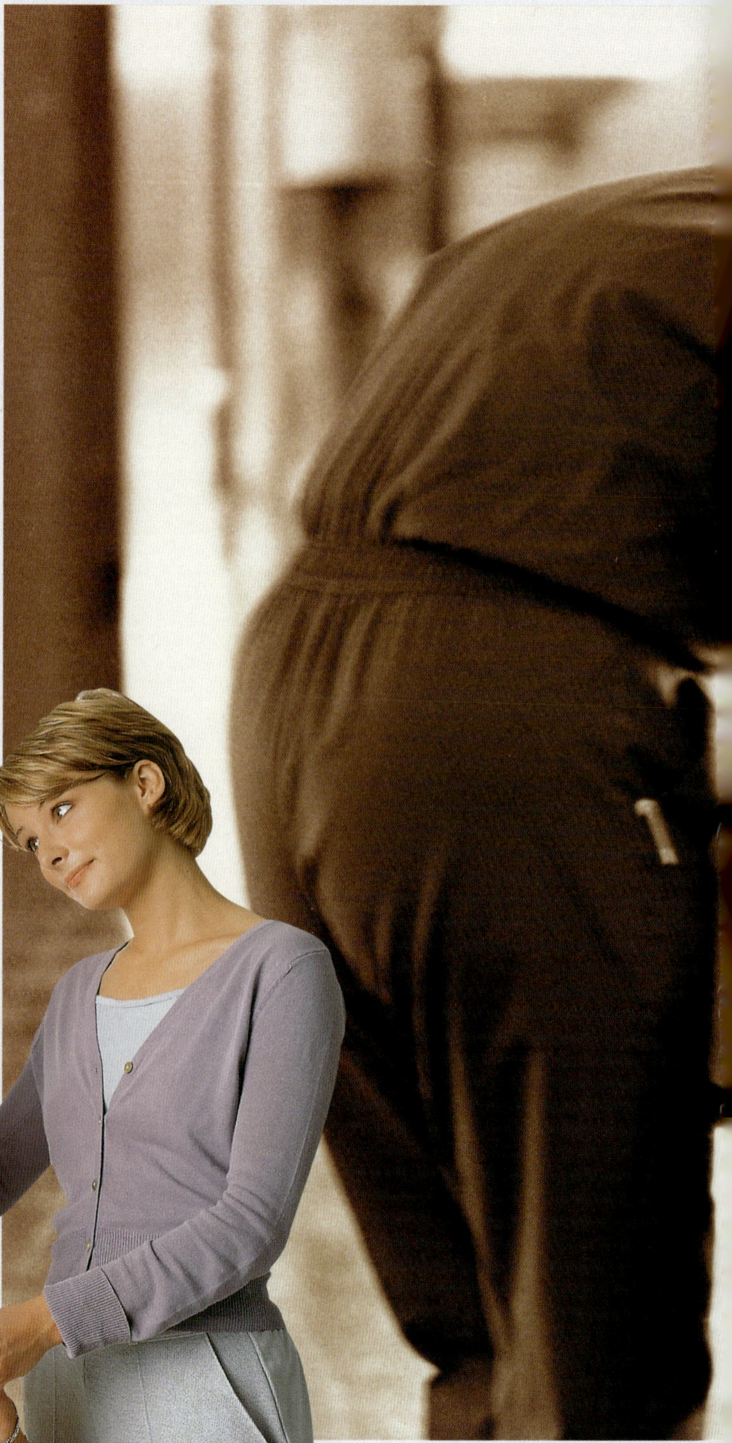

Une petite pression des doigts sur votre bras lorsque vous racontez vos malheurs à un ami détend les muscles et déclenche la libération d'endorphine, l'opium naturel de l'organisme. Celle-ci instille une sensation d'apaisement dans le système nerveux et stimule les défenses naturelles : la douleur est soulagée, le sommeil devient plus profond, une sensation de bien-être vous envahit, vous retrouvez votre moi intérieur. Après avoir reçu un signe d'affection qui met en œuvre le toucher, vous soupirez d'aise et vous sentez détendu.

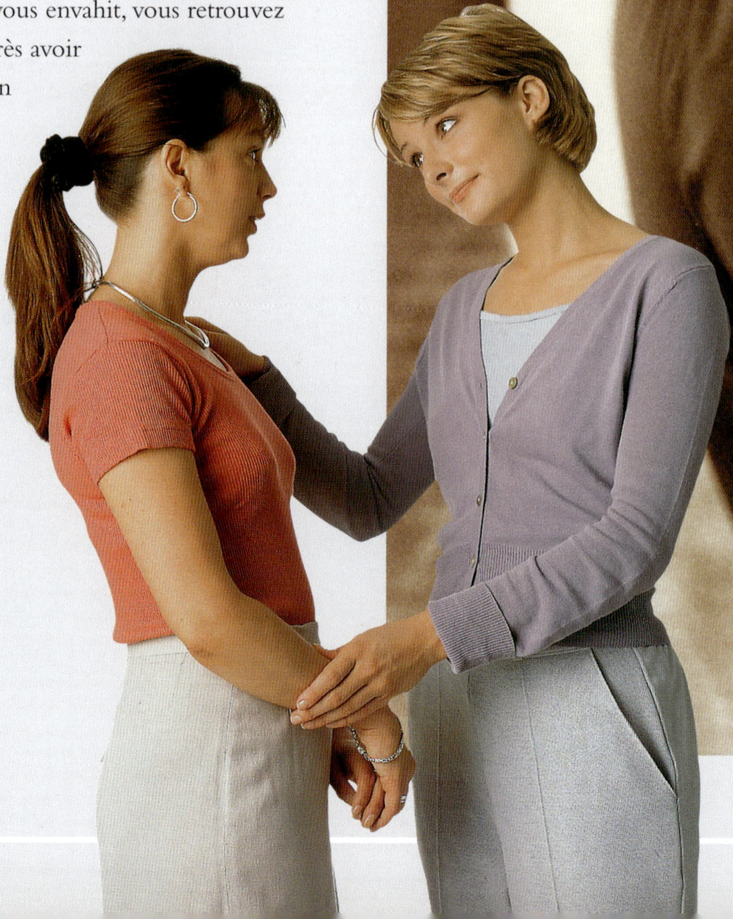

Le toucher peut servir à calmer un ami en détresse et augmenter sa sensation de bien-être.

Lorsque nous nous sentons déstabilisés, un toucher affectueux a le pouvoir de rassurer et de chasser la peur ; les parents le pratiquent d'instinct.

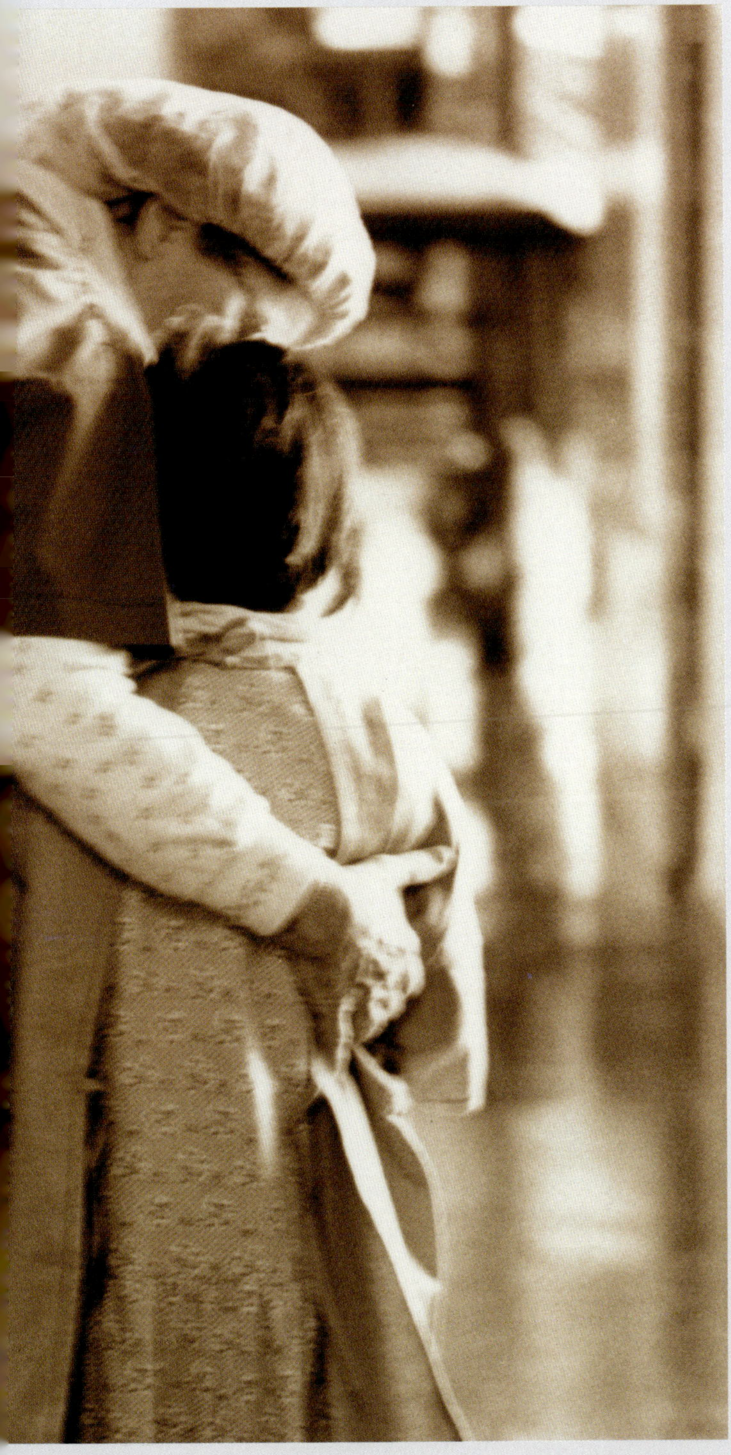

Les pieds sont très sensibles. La réflexologie se fonde sur un principe : chaque partie du pied correspond à une partie du corps.

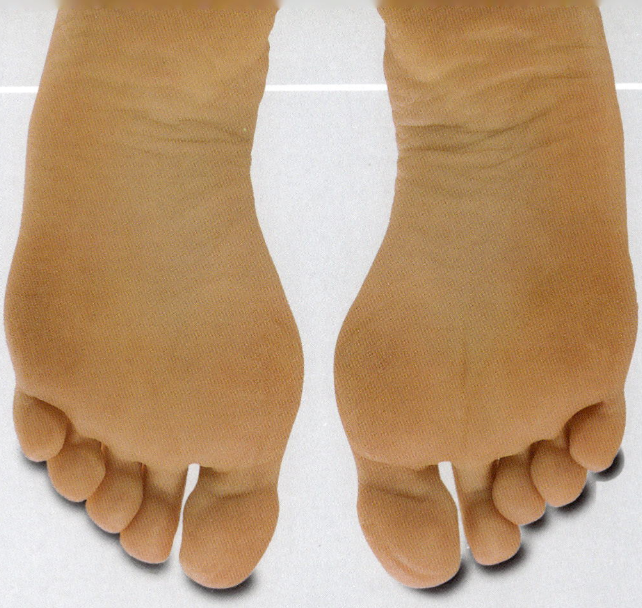

Le massage tend à être appliqué seulement avec les mains (le bout des doigts, le talon des mains, les pouces et même les poings et les avant-bras produisent de merveilleuses sensations chez le masseur comme chez la personne massée), mais il est possible de masser avec presque toutes les parties du corps. Les pieds ou les genoux peuvent eux aussi exercer une pression et soulager la douleur tandis que le fait de frotter ses pieds doucement contre ceux de son partenaire est un signe d'amour et de séduction.

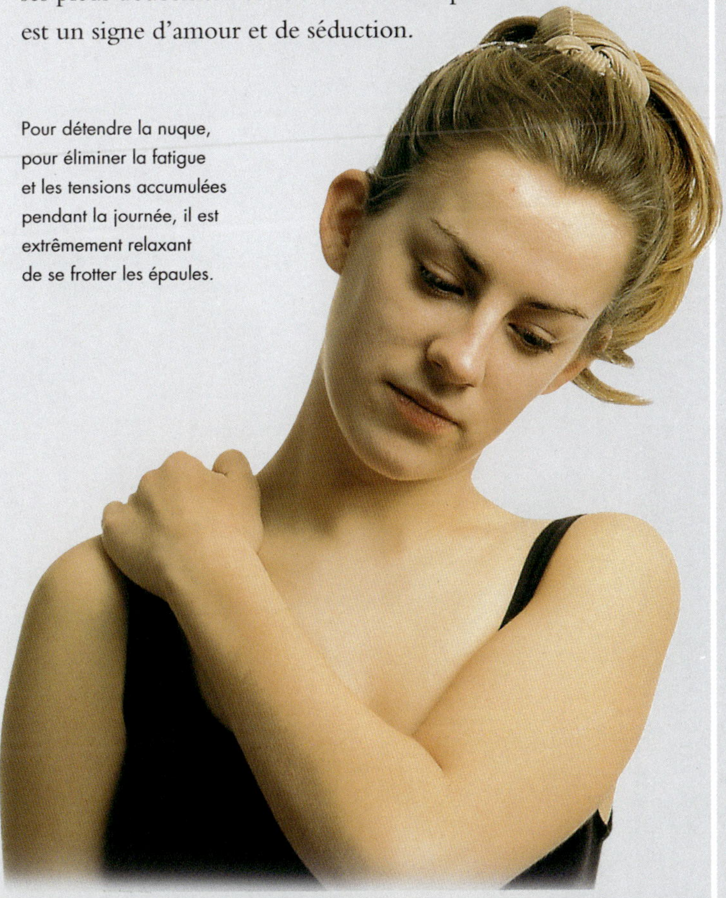

Pour détendre la nuque, pour éliminer la fatigue et les tensions accumulées pendant la journée, il est extrêmement relaxant de se frotter les épaules.

LE TOUCHER, UN SENS AUX EFFETS MAGIQUES

Le massage est extrêmement bénéfique pour le corps comme pour l'esprit. Le toucher par massage favorise le développement physique, intellectuel, personnel et émotionnel. Prodigué par un professionnel, il vous remet en contact avec le monde. Le massage stimule la circulation sanguine, augmente la température corporelle et l'apport en nutriments, élimine les toxines et intensifie vos sens. Il aide l'organisme à réduire les gonflements, à se détendre, à détoxiquer les fibres musculaires et à soulager d'autres maux physiques comme les migraines et la constipation. Le mot « toucher » évoque une profusion d'images : des affiches publicitaires qui vous encourageant à contacter votre voisin et à introduire une harmonie au sein du genre humain, ou bien une publicité pour un produit de beauté qui, en ravivant votre pouvoir de séduction et en chouchoutant votre corps, aura une fonction intensément relaxante.

Que vous apporte le massage ? Posez-vous cette question à la fin de la journée, demain et la semaine prochaine encore, et vous verrez que la réponse varie selon votre mode de vie quotidien. Notez comment vous réagissez jour après jour et essayez de trouvez en quoi le massage à un rythme quotidien vous aide à développer votre spiritualité.

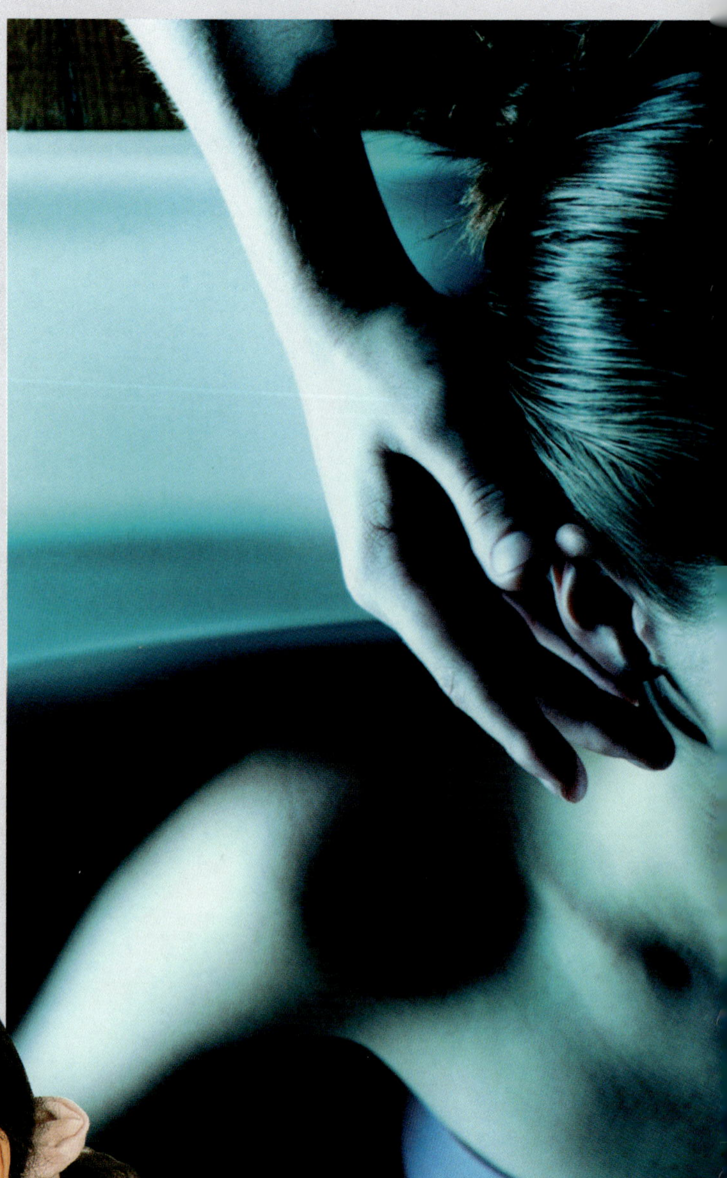

Sentir les mains d'une autre personne toucher sa peau est rassurant, qu'il s'agisse d'un thérapeute professionnel, d'un ami intime ou de votre partenaire.

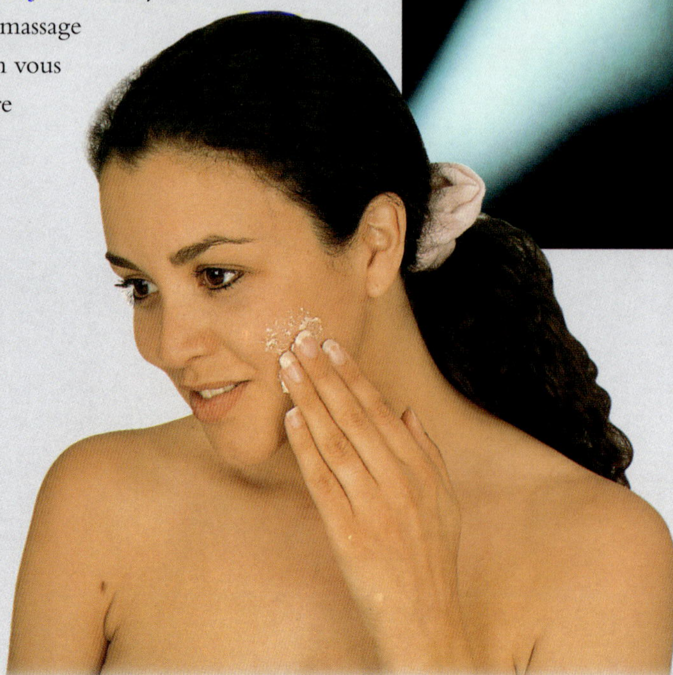

En appliquant votre crème de jour d'un léger mouvement circulaire, vous offrez un mini-massage à votre visage et stimulez la circulation sanguine dans cette zone.

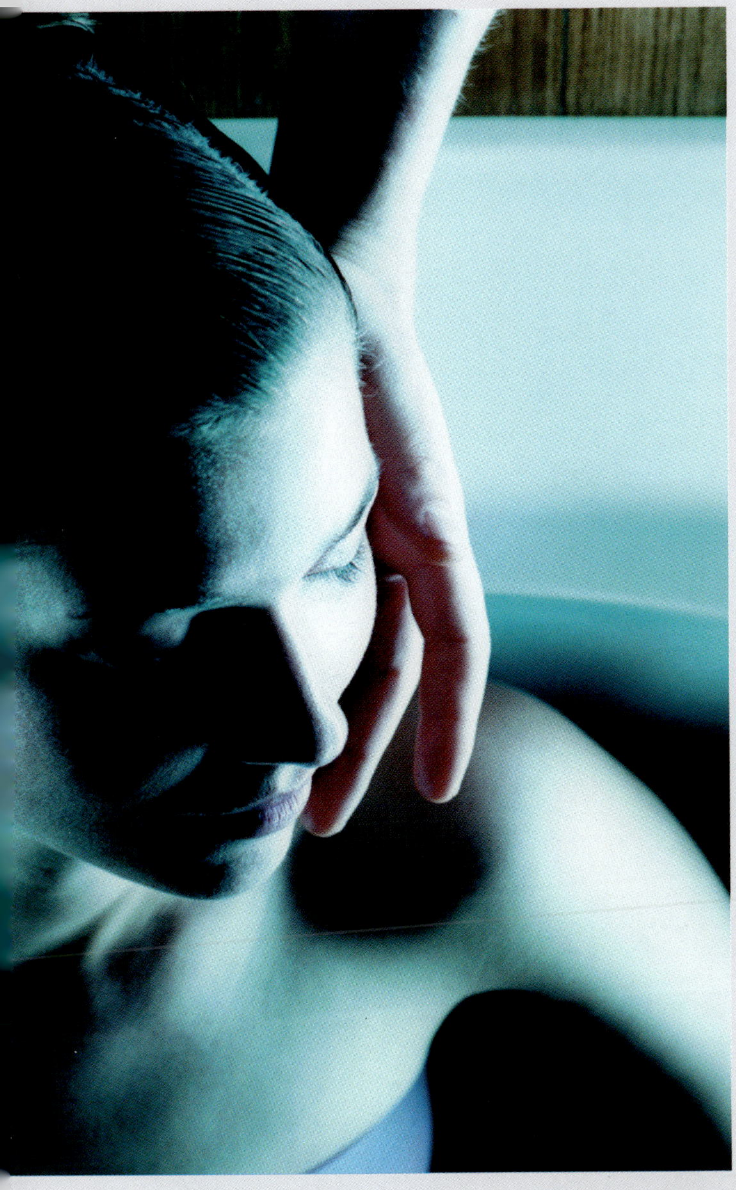

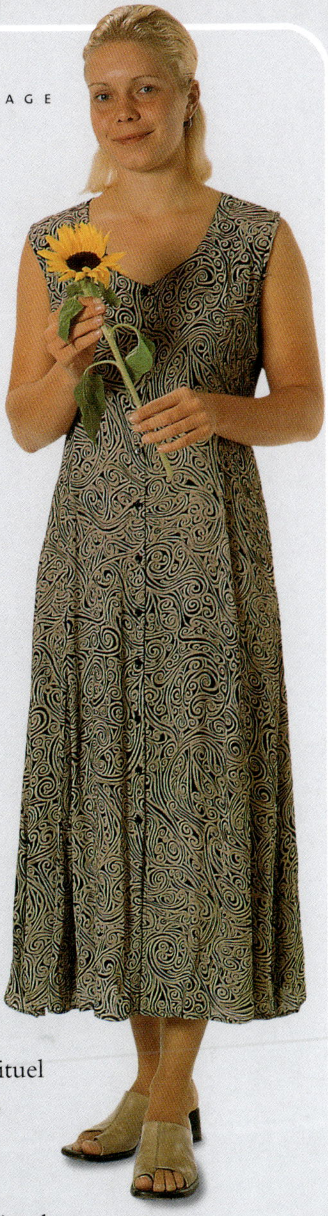

Le massage traite la personne dans son ensemble – sur les plans physique, mental, émotionnel et spirituel.

à ralentir votre rythme de vie et à vous déconnecter.

Le massage traite toute la personne en allégeant les tensions de l'esprit et des muscles, en transmettant une paix intérieure par le biais du toucher. En recevant un massage, vous aurez peut-être l'impression de vous évader dans un paradis bien à vous. En donnant un massage, vous transmettez de l'énergie et entrez en contact avec votre moi spirituel. Un massage administré avec compassion procure un apaisement profond. Le rajeunissement de votre *chi*, ou énergie vitale, vous permet d'accéder à un niveau spirituel élevé. Le *chi* est une force invisible de la nature qui parcourt votre corps de la même façon que vos artères et vos veines. Le massage stimule la conscience de soi et traite en simultané le corps et l'esprit ; ainsi, vous atteignez un état holistique qualifié d'homéostasie, dans lequel vous retrouvez équilibre et harmonie.

POURQUOI SE FAIRE MASSER ?

Si vous menez une vie stressante et débordante d'activité, vous apprécierez d'être dorloté. Il existe de nombreuses façons de lever le pied, en allant au théâtre ou au cinéma, en suivant un cours de gymnastique ou en allant nager ; ces activités de loisir sollicitent soit le corps, soit l'esprit, soit les deux à la fois, et augmentent parfois la pression à laquelle vous êtes quotidiennement soumis. Grâce à une seule heure de massage, vous réussirez

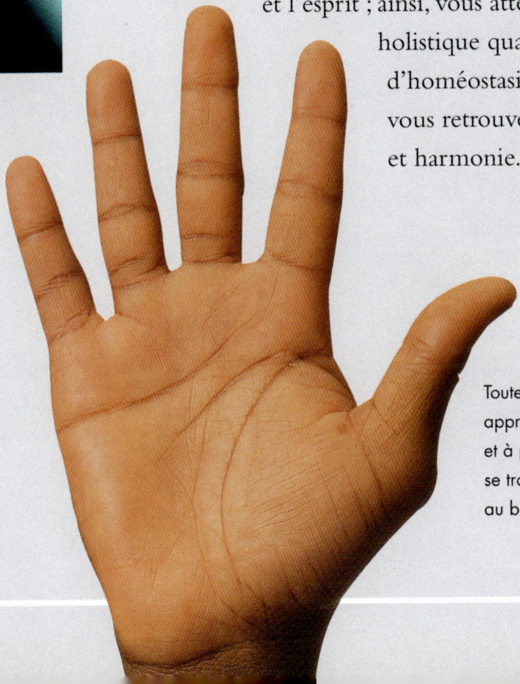

Toute personne peut apprendre à masser et à partager ce don qui se trouve littéralement au bout de ses doigts.

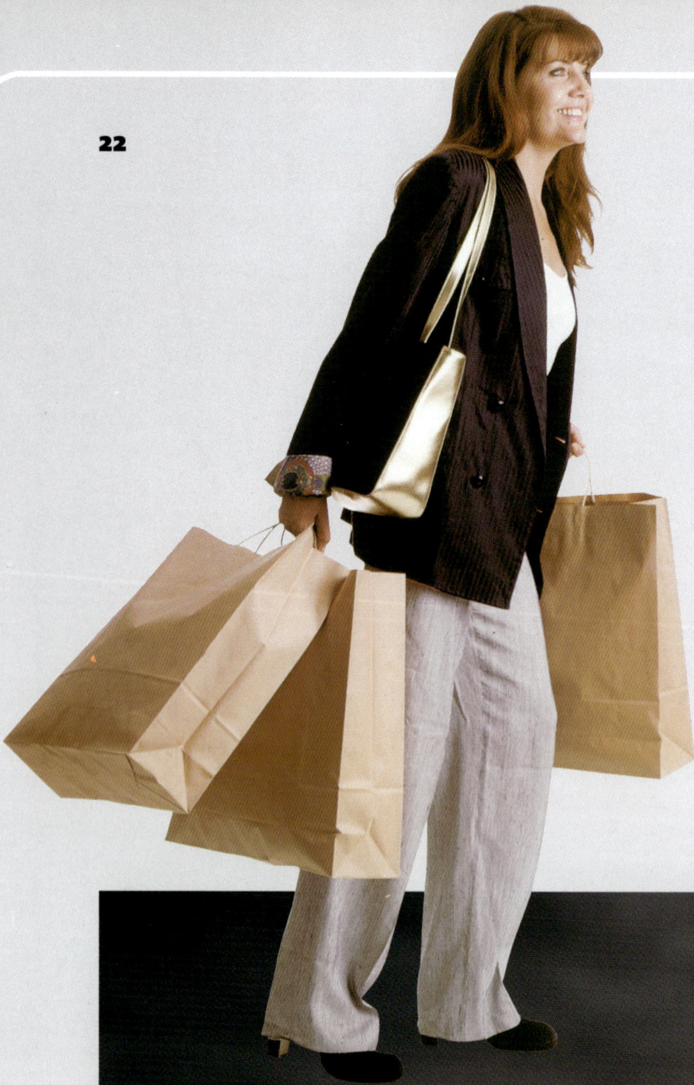

POURQUOI LE MASSAGE EST-IL BÉNÉFIQUE ?

Vous est-il déjà arrivé de passer toute une journée en ville à faire les soldes, de marcher des kilomètres à pied et de rentrer chez vous exténué, avec un mal de tête tenace et les pieds en compote ?

Instinctivement, vous avez sûrement eu envie de quitter vos chaussures pour vous masser la plante des pieds, lentement et avec délicatesse. Ce massage et ces caresses sont un moyen pour vous de signifier à vos pauvres pieds fatigués votre affection et votre gratitude.

Toute la journée, notre corps subit une tension extrême. Le massage a pour effet de tonifier et de remettre d'aplomb.

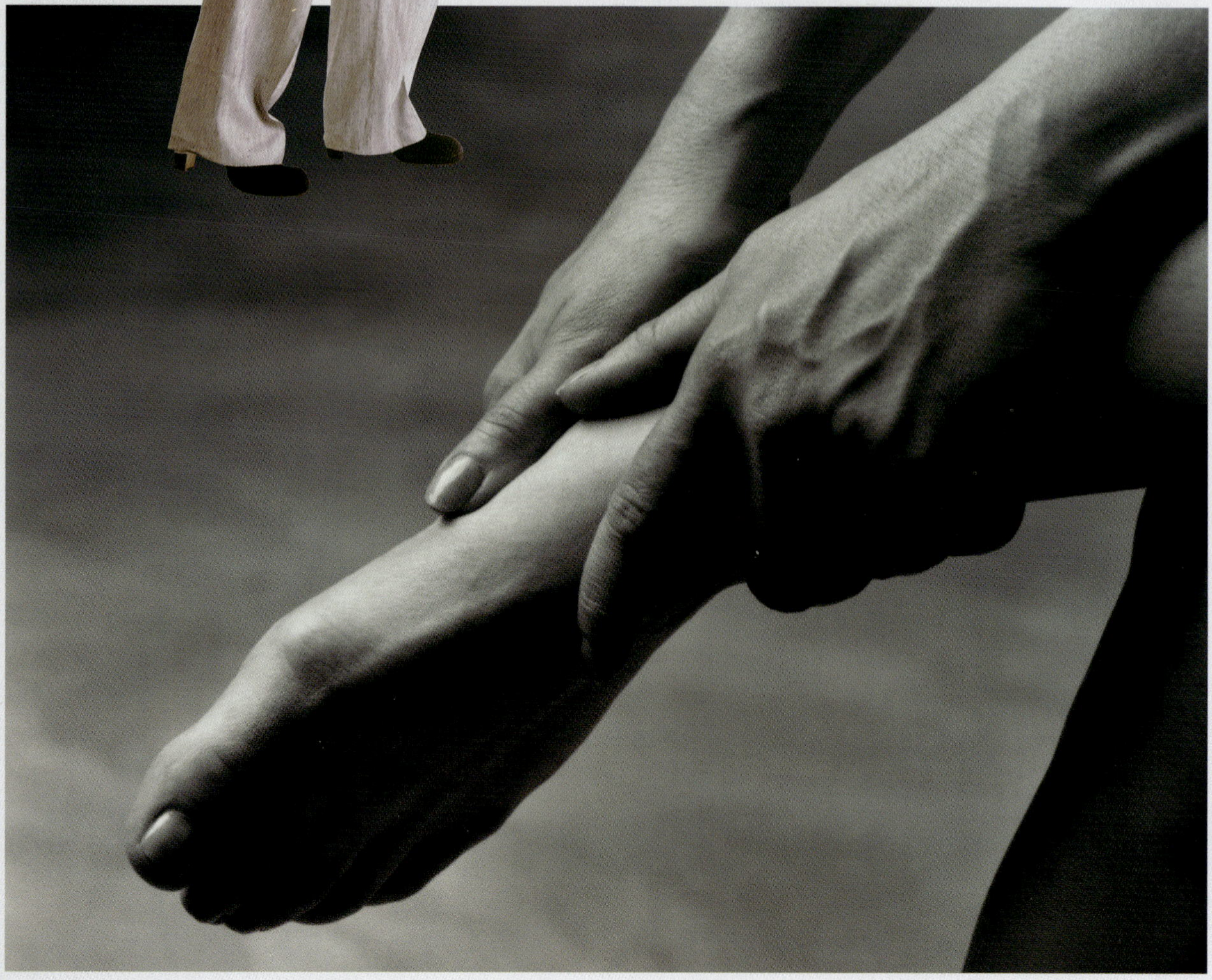

LES BIENFAITS DU MASSAGE

Tout le monde a de bonnes raisons d'essayer le massage mais chacun réagit d'une manière particulière à celui-ci. Le massage est profitable à tous, d'un point de vue aussi bien physique que mental, émotionnel ou spirituel. Par exemple, vous pouvez décider de vous faire masser aux huiles essentielles une fois par mois pour éliminer votre stress, et d'associer à ce massage d'autres thérapies pour traiter des problèmes physiques spécifiques.

- Est profondément relaxant
- Contribue à ralentir votre rythme de vie et à surmonter le stress
- A une fonction calmante
- Contribue à diminuer l'anxiété et le stress
- Traite la personne dans son ensemble – corps et esprit
- Communique une forme de bien-être
- Vous fait prendre conscience de votre corps et de ses maux
- Contribue à soulager la douleur
- Augmente le flux sanguin, améliore la circulation et envoie du sang vers la zone affectée pour favoriser la guérison
- Libère les endorphines présentes dans l'organisme – l'opium naturel du corps qui induit la somnolence, le sommeil et une relaxation profonde
- Facilite la digestion et l'élimination des déchets
- Contribue à purifier le système lymphatique et à détoxiquer l'organisme
- Supprime les tensions musculaires et favorise la libération des toxines des fibres musculaires en éliminant les blocages
- Favorise la circulation du *chi*, l'énergie vitale, à l'intérieur du corps par les méridiens
- Approvisionne en sang les zones congestionnées, élimine les déchets, distribue des nutriments et de l'oxygène
- Favorise l'élimination par exfoliation des cellules cutanées mortes, envoie le sang vers des niveaux cutanés plus profonds et vers les tissus conjonctifs
- Améliore la qualité du sommeil
- Renforce le système immunitaire de l'organisme

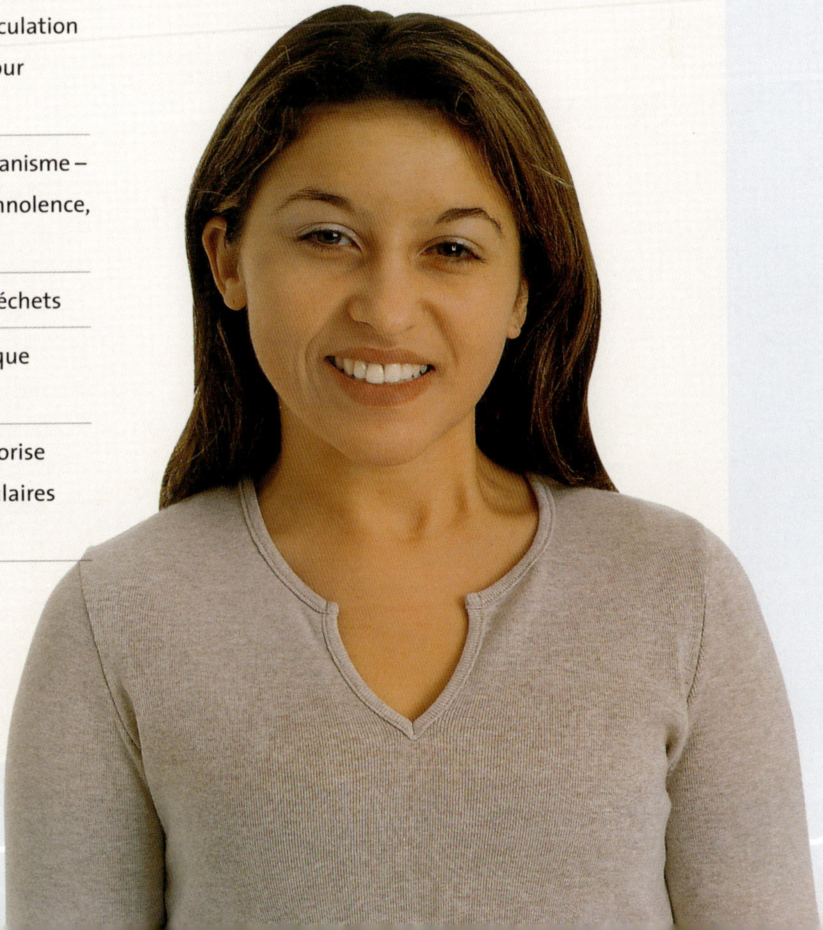

Un massage régulier nous prépare mentalement et physiquement à affronter n'importe quelle difficulté de la vie. Outre sa fonction curative et apaisante, il protège également du stress.

Masser avec affection

Montrez à quelqu'un qu'il compte pour vous. Dites à quelqu'un que vous l'aimez, non pas avec des mots mais par un autre moyen de communication comme le toucher et le massage.

Votre chat ronronne de plaisir sous l'effet de vos caresses – l'être humain aussi adore les caresses, alors pourquoi ne pas montrer votre affection ou votre amour à quelqu'un que vous aimez en lui caressant les cheveux de la main pendant que vous regardez la télévision ?

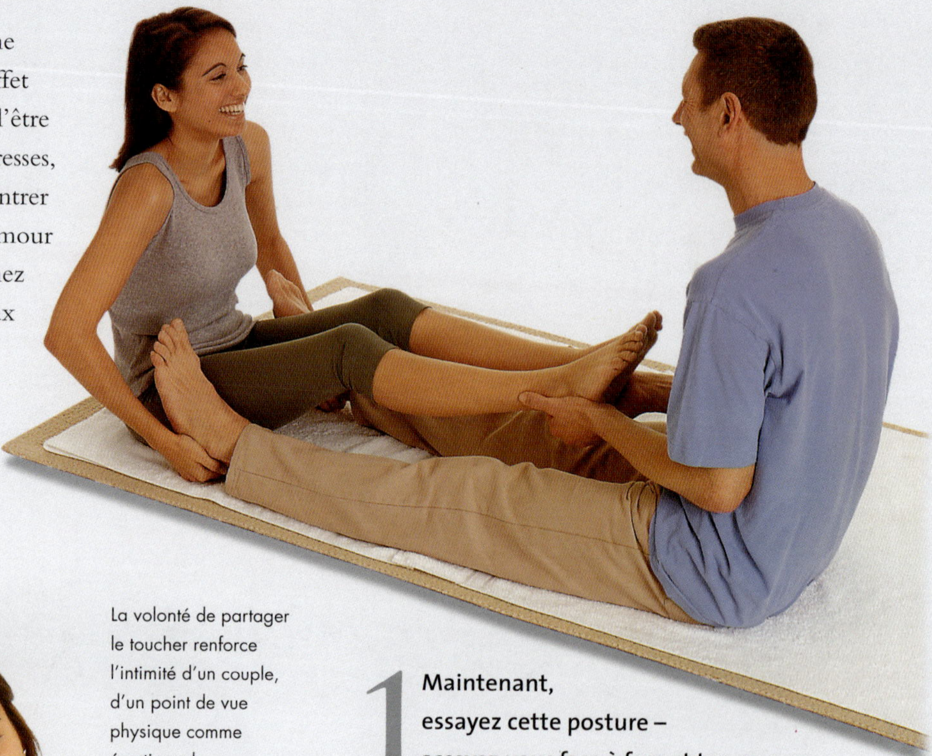

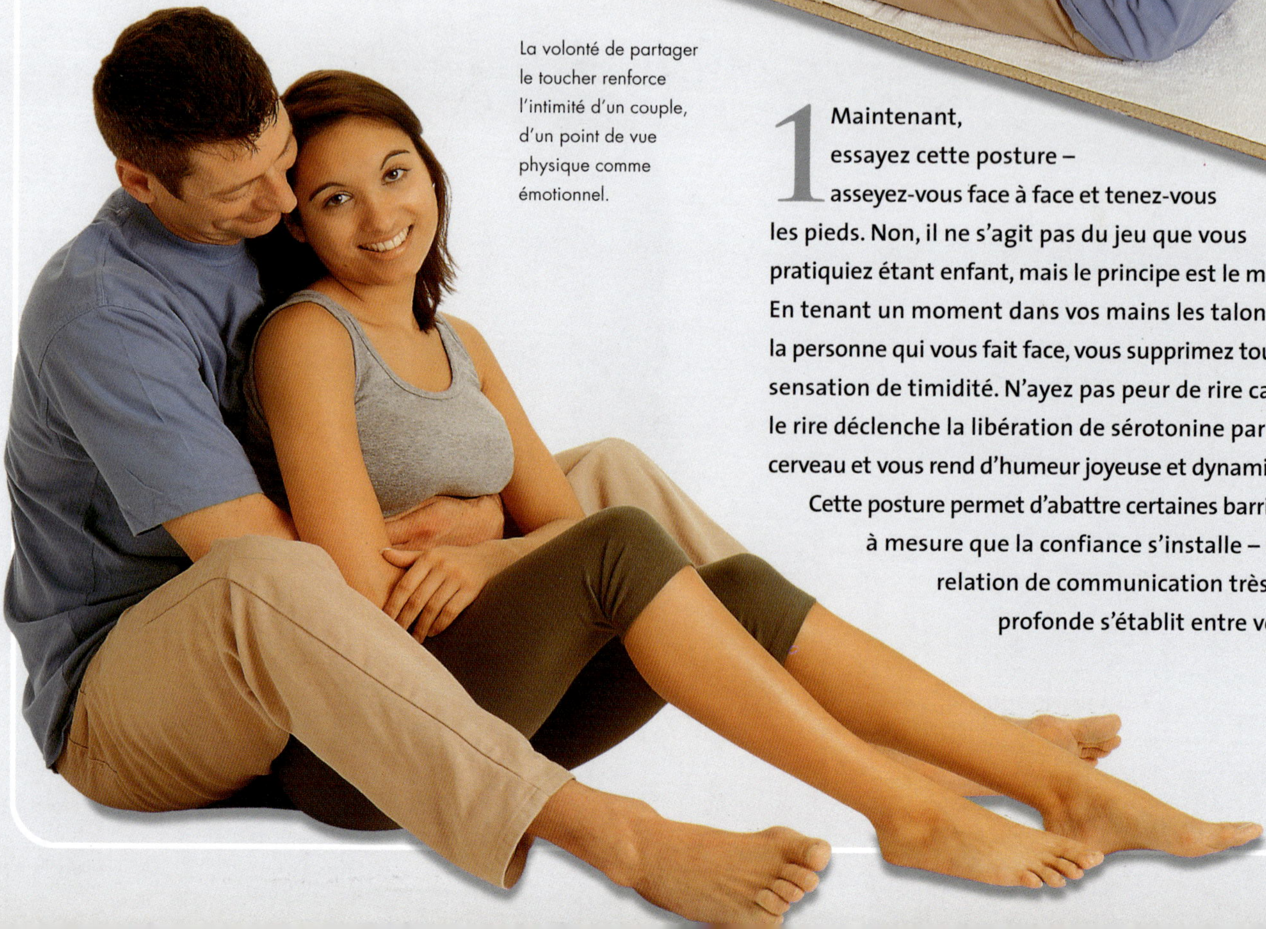

La volonté de partager le toucher renforce l'intimité d'un couple, d'un point de vue physique comme émotionnel.

1 Maintenant, essayez cette posture – asseyez-vous face à face et tenez-vous les pieds. Non, il ne s'agit pas du jeu que vous pratiquiez étant enfant, mais le principe est le même. En tenant un moment dans vos mains les talons de la personne qui vous fait face, vous supprimez toute sensation de timidité. N'ayez pas peur de rire car le rire déclenche la libération de sérotonine par le cerveau et vous rend d'humeur joyeuse et dynamique. Cette posture permet d'abattre certaines barrières à mesure que la confiance s'installe – une relation de communication très profonde s'établit entre vous.

2 Massez-vous mutuellement les orteils – tordez doucement les orteils un à un en effectuant un mouvement circulaire et une légère traction. Vous éliminerez les tensions de la tête et des épaules. Frottez la plante des pieds en douceur pour agir sur l'appareil digestif. Saisissez fermement la face interne du pied et déplacez votre main du talon aux orteils en exerçant une légère pression – ce mouvement détend le dos et la colonne vertébrale.

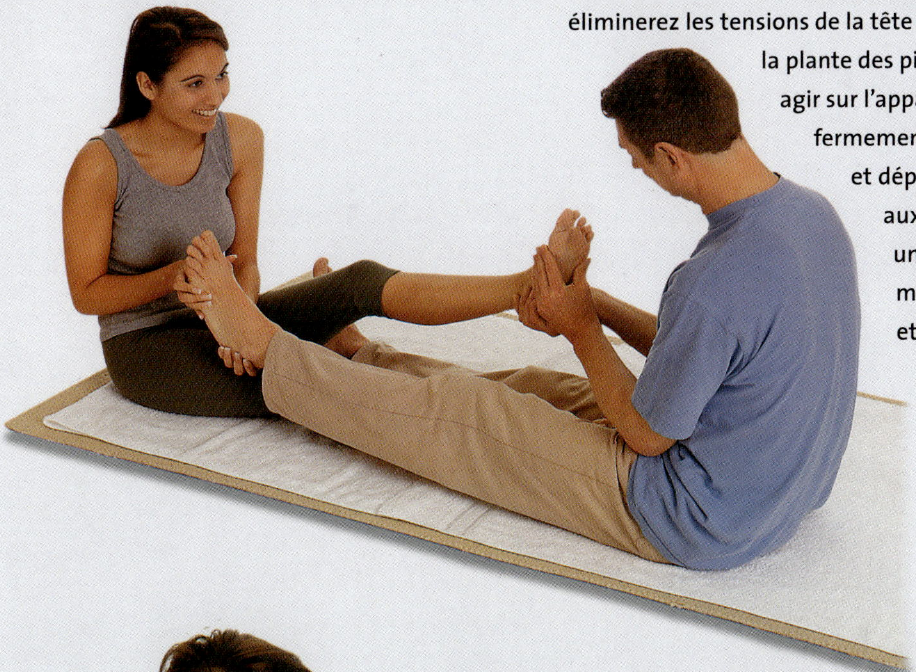

3 Terminez en tenant simplement le pied pour communiquer une agréable sensation de sécurité. Ressentez la richesse de ce nouveau lien créé entre votre partenaire et vous – vous vous sentirez tous deux plus calmes, plus heureux et plus détendus après cette expérience de massage réciproque.

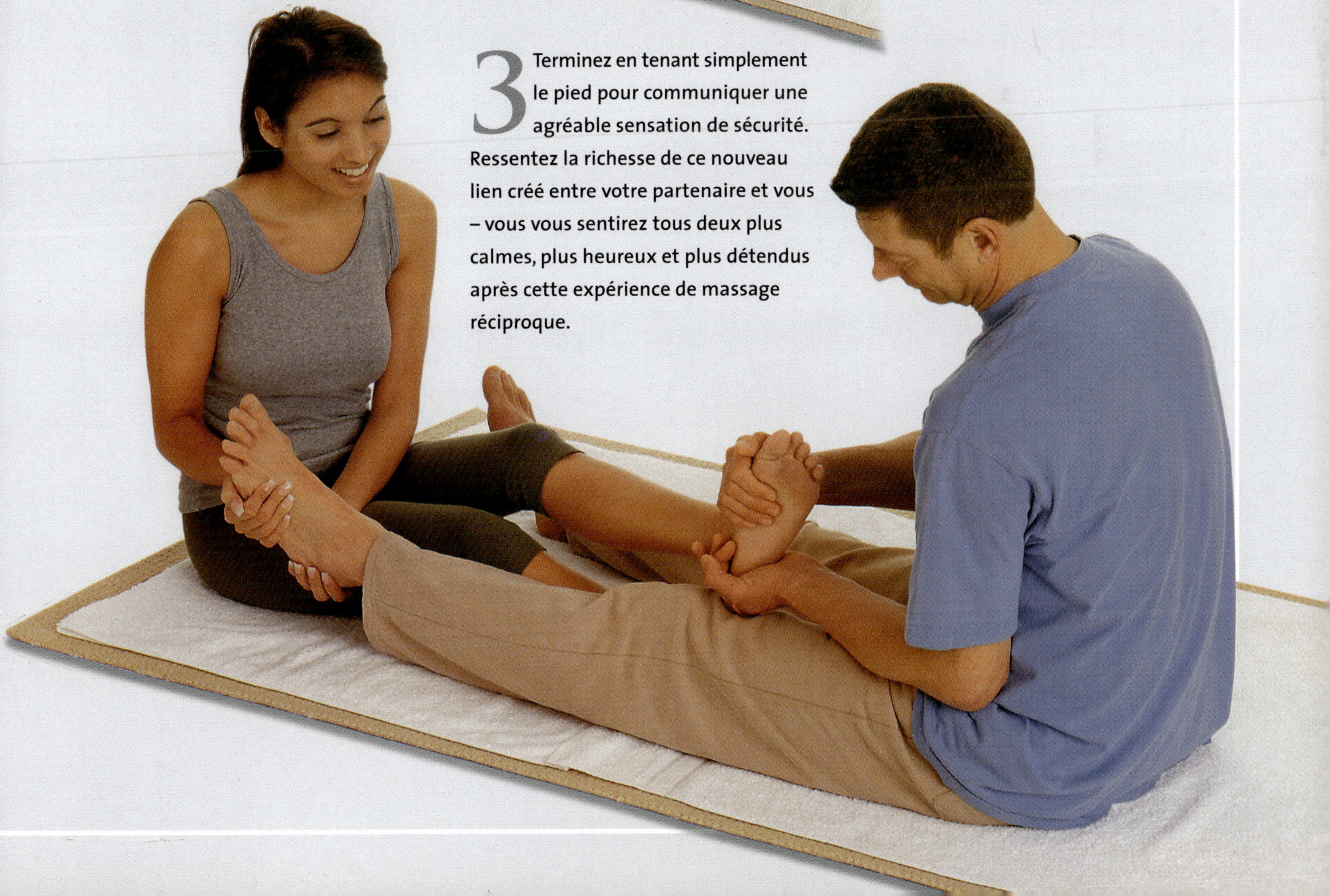

Les **effets** du massage sur le **corps**

Le corps humain est un organisme physique sensible qui réagit de diverses manières aux influences physiques externes telles que le massage.

Vous avez essayé de masser votre partenaire doucement mais sa peau est devenue rouge ! Ne paniquez pas, c'est une bonne réaction. Il s'agit d'un érythème, une rougeur congestive de la peau due à la dilatation des capillaires sanguins dans le derme. En d'autres termes, vous avez dirigé le flux sanguin vers les veines superficielles et augmenté le taux d'oxygène dans le sang. Ce processus contribue à augmenter l'apport des nutriments qui nourrissent l'organisme et incite le système d'évacuation lymphatique à travailler plus régulièrement, et donc à éliminer les toxines de façon plus efficace.

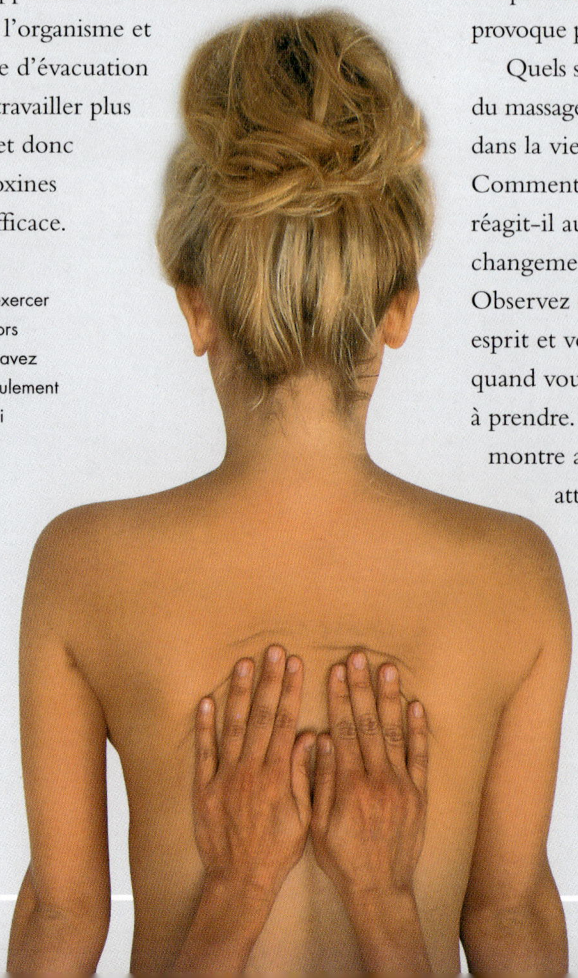

N'ayez pas peur d'exercer une pression ferme lors d'un massage. Vous avez besoin d'agir non seulement en surface mais aussi en profondeur.

POURQUOI VOUS ARRIVE-T-IL D'AVOIR FROID APRÈS UN MASSAGE ?

Le massage agit simultanément sur le corps et l'esprit. Vous avez froid parce que votre rendement cardiaque a augmenté au cours du massage et aussi parce que l'expulsion de l'énergie négative provoque parfois des frissons.

Quels sont les bienfaits du massage sur l'organisme dans la vie quotidienne ? Comment l'organisme réagit-il au massage ? Quels changements surviennent ? Observez comment votre esprit et votre corps réagissent quand vous avez une décision à prendre. Si quelqu'un se montre agressif envers vous, quelle est la meilleure attitude à adopter ? Devez-vous riposter ou tourner le dos et partir ? Et pourquoi, lorsque tout est terminé, ressentez-vous un afflux incroyable vers le plexus solaire et une vague nausée ?

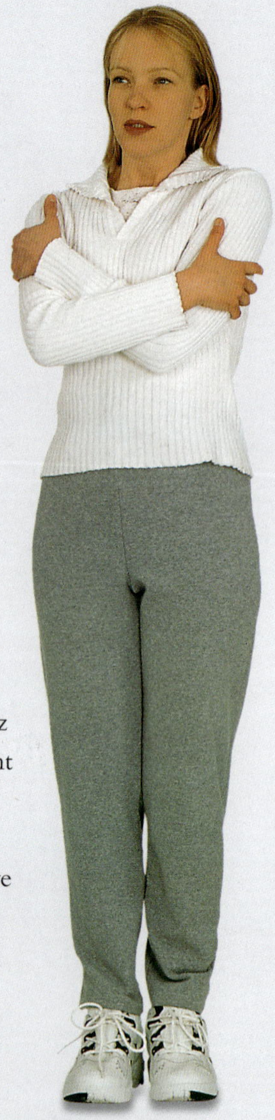

La libération d'énergie négative ou d'émotions occasionne parfois des frissons. Habillez-vous chaudement après une séance de massage.

Dans ce genre de situation, le cerveau provoque des bouleversements hormonaux dans le système endocrinien, qui produit les hormones du stress – l'adrénaline et la noradrénaline sécrétées par les glandes surrénales. Ces messagers neurotransmetteurs exercent un immense impact. La tension musculaire augmente et le rythme cardiaque s'accélère pour fournir un supplément de sang aux muscles qui se préparent à agir. La tension artérielle monte, le surcroît de sang nécessite plus d'oxygène, la respiration devient plus rapide. La bouche s'assèche car l'appareil digestif s'arrête temporairement de fonctionner, le muscle lisse de la paroi intestinale se détend. Le foie libère du glucose pour produire de l'énergie. Le système immunitaire ralentit et vous vous mettez à transpirer par anticipation. Par conséquent, il n'est pas surprenant que le massage procure une sensation de réconfort. En relaxant votre système nerveux parasympathique, vous envoyez des signaux à travers votre corps qui permettent au rythme cardiaque et à la respiration de s'autoréguler, facilitent la digestion et installent un état d'harmonie, l'homéostasie.

Les bienfaits sont globaux car c'est une thérapie holistique qui traite le corps comme un ensemble de systèmes interconnectés et ne s'attache pas seulement aux symptômes d'une maladie.

LE CERVEAU

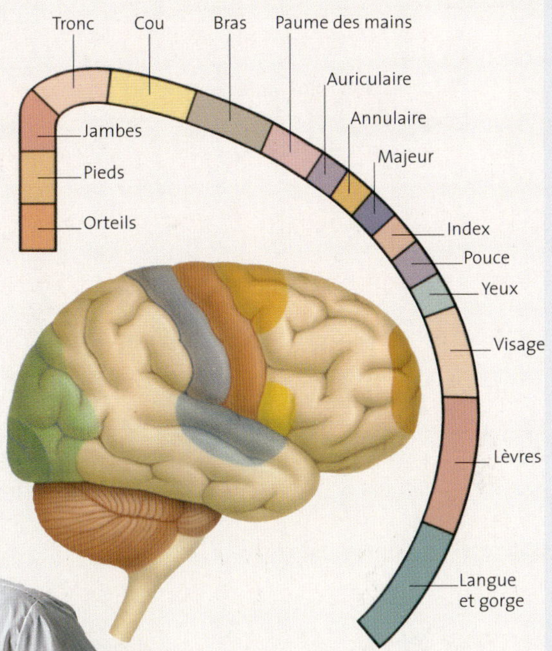

Pour comprendre le massage, il importe d'avoir une connaissance sommaire des systèmes corporels et de comprendre leur fonctionnement. Le cerveau et la moelle épinière reçoivent des messages des zones sensibles du corps (le degré de sensibilité de chacune est matérialisé par une intensité de couleur différente) puis répondent en transmettant des ordres aux parties du corps. Vous constaterez sur le schéma que les doigts, les paumes des mains et le visage sont des zones très sensibles.

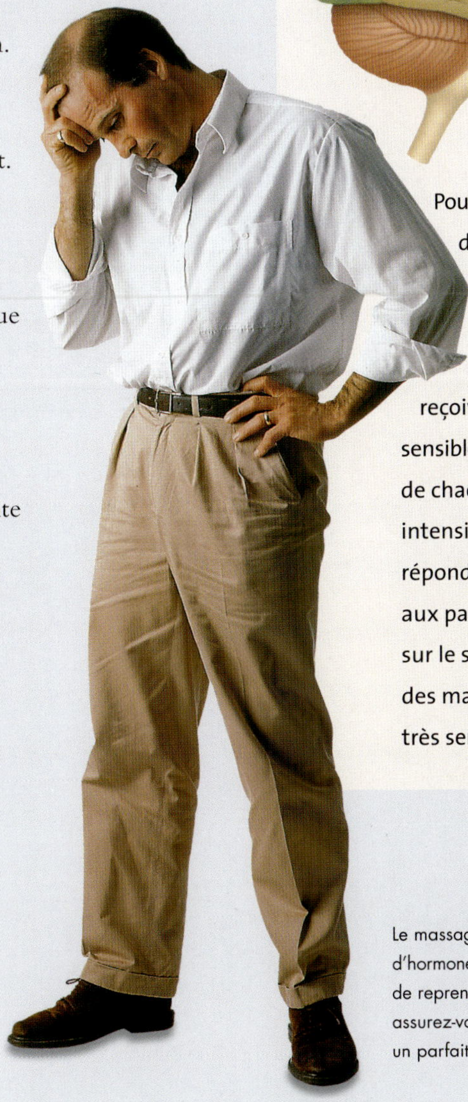

Le massage fait varier les taux d'hormones et d'oxygène. Avant de reprendre vos activités, assurez-vous d'avoir retrouvé un parfait équilibre.

Le fonctionnement du **corps**

Les systèmes corporels sont interconnectés. Seule la compréhension des relations entre muscles, squelette, systèmes cardiovasculaire, nerveux et lymphatique, et appareil digestif nous permet de soigner nos maux.

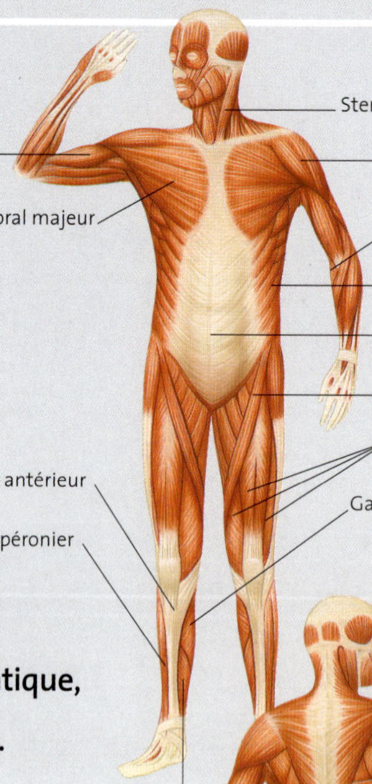

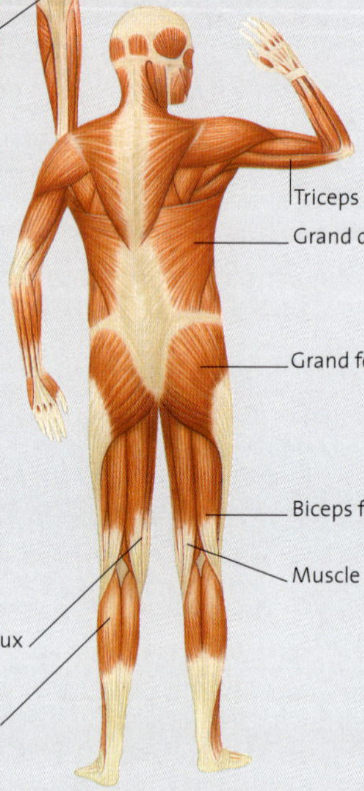

Les mouvements produits par les muscles dépendent d'autres muscles qui travaillent simultanément pour contracter ou stabiliser d'autres parties du corps.

LE CORPS TRAVAILLE

Le mouvement est provoqué par la contraction musculaire, elle-même commandée par des signaux provenant du cerveau et élaborés par le système nerveux central.

STRUCTURE DU MUSCLE

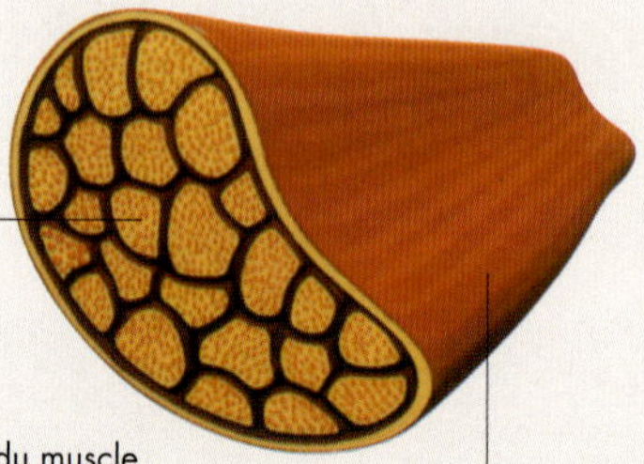

L'unité contractile du muscle est la myofibrille, une structure cylindrique filamenteuse composée de protéines complexes.

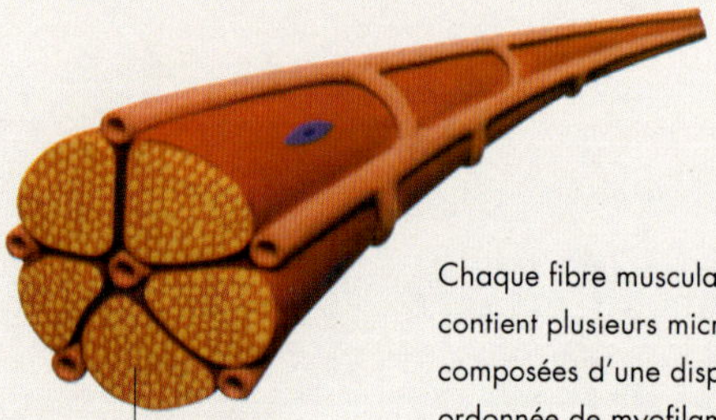

Chaque fibre musculaire contient plusieurs microfibrilles composées d'une disposition ordonnée de myofilaments à la fois fins et épais.

Les muscles travaillent par contraction. Les fibres se contractent à fond et glissent les unes sur les autres pour raccourcir le muscle. Les muscles ont des formes différentes selon le rôle qu'ils jouent dans le processus du mouvement.

Les muscles fonctionnent par paires – quand un muscle s'allonge, un muscle antagoniste se contracte, ce qui engendre le mouvement. C'est grâce à leur élasticité qu'ils retrouvent leur état normal. Les muscles puisent leur énergie dans les réserves d'oxygène, de glycogène et de graisses ; ils produisent des déchets : oxyde de carbone, acide lactique, chaleur et eau.

L'organisme est maintenu dans un état de réactivité qui induit une fatigue et une tension musculaires constantes. La douleur ressentie dans les muscles est due à l'accumulation d'acide lactique qui colle entre les fibres et empêche celles-ci de s'entrecroiser en douceur. Certains systèmes corporels internes sont là pour vous aider à débarrasser vos muscles de ces déchets.

LES DÉCHETS ET LES TOXINES

Les fonctions urinaires et digestives ainsi que le système lymphatique se chargent de l'élimination des déchets. Le système lymphatique agit indépendamment des pulsations cardiaques. Il s'appuie sur la contraction musculaire, la pesanteur et le mouvement passif pour protéger l'organisme des invasions bactériennes. Lorsque le système lymphatique travaille efficacement, les déchets sont véhiculés d'un vaisseau à l'autre ; quand la lymphe atteint un nodule lymphatique, elle se débarrasse de ses bactéries, des cellules mortes et d'autres substances toxiques. Si elle fonctionne mal, les nodules lymphatiques deviennent encombrés ; vous ressentez de la fatigue, vous avez de la température et constatez parfois la présence de ganglions. Dans ce cas, il est déconseillé de masser les zones affectées car cela risquerait d'aggraver les blocages au lieu de les supprimer. Les thérapeutes professionnels savent dans quels cas le massage est bénéfique ou non.

Le système lymphatique transporte également des graisses alimentaires de l'intestin grêle vers le sang et le liquide interstitiel, et draine les protéines des tissus pour les ramener dans la circulation sanguine par le système cardiovasculaire. La vitesse du flux sanguin est régulée par le rythme cardiaque, ce qui atteste encore une fois de l'interdépendance des différents organes et systèmes.

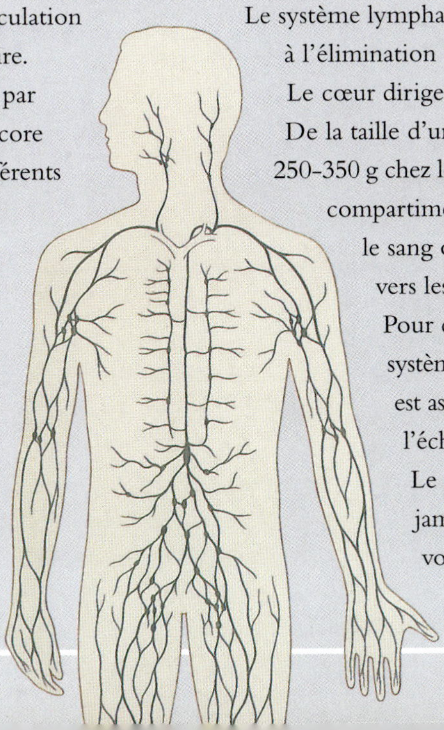

Le système lymphatique utilise la contraction musculaire pour éliminer les déchets de l'organisme.

LE CŒUR

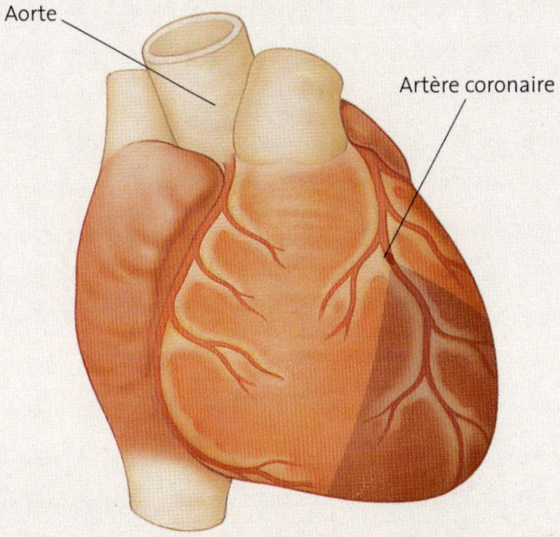

Pour recevoir le sang oxygéné et le transporter dans tout le corps, le système de pompage double du cœur est dépendant des muscles cardiaques.

UN CŒUR INFATIGABLE

Le niveau d'énergie dépend largement de la nourriture consommée. L'énergie n'est pas seulement nécessaire pour exercer une projection musculaire externe.

Le système cardiovasculaire fonctionne comme une société de transport, avec un service de distribution qui livre l'oxygène et les nutriments et élimine l'oxyde de carbone et les déchets des cellules. Il maintient l'équilibre en acides dans les cellules et les tissus. Le système lymphatique, quant à lui, contribue à l'élimination des bactéries et des toxines. Le cœur dirige cette activité de distribution. De la taille d'un poing fermé (il pèse environ 250-350 g chez les adultes), c'est une pompe à quatre compartiments. Il a pour fonction de recevoir le sang oxygéné, qui est ensuite expédié vers les muscles, les tissus et les organes. Pour cette mission, il est assisté par le système respiratoire – le sang désoxygéné est aspiré dans les poumons où se produit l'échange dioxyde de carbone/oxygène. Le cœur s'autostimule et ne s'arrête jamais de travailler même lorsque vous dormez.

LA PEAU ET LES OS

Le squelette – avec les muscles, les tendons et les ligaments – permet au corps humain de défier les lois de la gravité et de se tenir debout. Il a pour fonction de protéger les organes internes, d'assister le mouvement, de supporter et maintenir à la verticale la structure anatomique ; il participe même à la production de moelle et de calcium.

La peau, le plus grand des organes accessoires, recouvre la masse corporelle. La peau est une immense étendue de matière imperméable et protectrice qui, aidée du système nerveux, permet de ressentir le plaisir et la douleur, ainsi que le moindre souffle d'air, chaud ou froid. L'aspect de votre peau reflète votre état de santé général – si vous êtes en forme, votre teint est clair et lumineux, et si vous ne l'êtes pas, il est terne et sans éclat. Les terminaisons nerveuses qui se trouvent sous la peau communiquent beaucoup – ce sont elles qui vous disent la différence qu'il y a entre un baiser et un coup de poing dans le nez ! Le toucher, que nous tenons si souvent pour acquis, est le sens prédominant. C'est le toucher qui confère la capacité de masser.

La peau protège les strates plus profondes de l'anatomie, empêche la pénétration des ultraviolets nocifs et des bactéries ainsi que l'abrasion physique. Si la peau n'était pas imperméable, en prenant un bain, vous gonfleriez comme une tranche de pain trempée dans l'eau. Pourtant, lorsque vous vous faites masser avec des huiles, celles-ci sont absorbées par les follicules pileux pour agir sur certains organes.

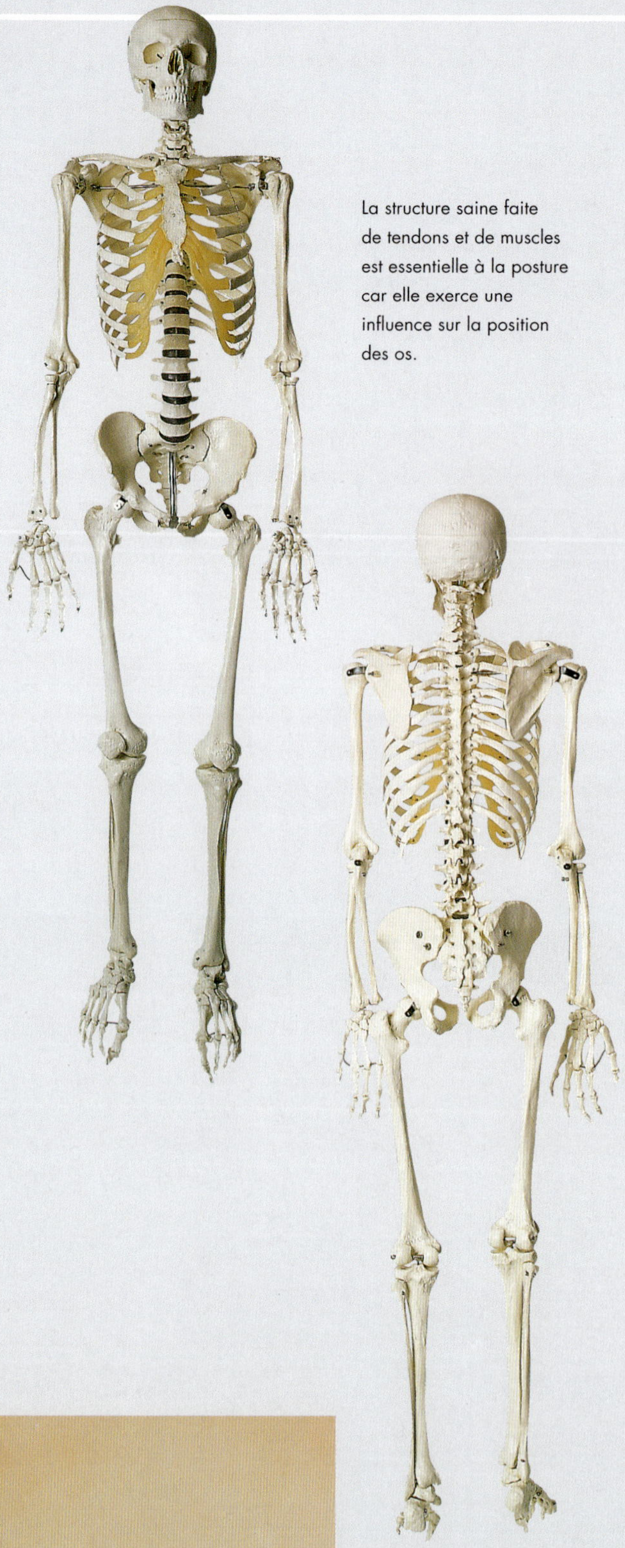

La structure saine faite de tendons et de muscles est essentielle à la posture car elle exerce une influence sur la position des os.

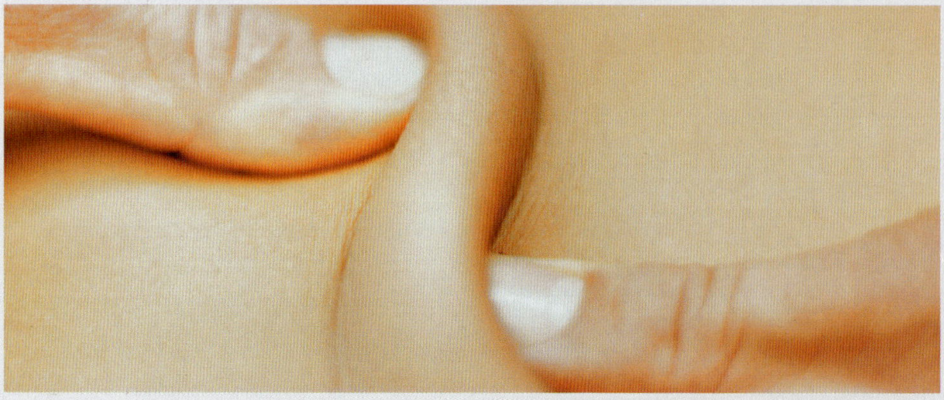

Le massage contribue à soulager la tension musculaire, permettant au squelette de se rééquilibrer, et par conséquent d'éliminer la douleur et la gêne.

La peau participe également à la régulation de la température corporelle. Lorsque vous avez chaud, l'humidité parvient à la surface de la peau sous forme de sueur pour vous rafraîchir. Les glandes sudoripares et les glandes sébacées contribuent aussi à l'élimination des toxines. Lorsque vous avez froid, vous avez la chair de poule – vos poils se dressent pour vous protéger du froid en captant votre chaleur corporelle.

La peau se compose de trois couches principales qui se subdivisent à leur tour. Juste sous le derme se trouve le tissu adipeux, constitué de cellules adipeuses. À mesure qu'elles s'agglutinent, celles-ci se fixent sur le tissu sous-cutané qui commence à fabriquer votre peau.

Le tissu conjonctif lâche est composé de fibres de collagène et d'élastine entrecroisées. Les fibres conjonctives du tissu réticulaire dense se mélangent pour former la structure. La structure de la peau est plus épaisse sur les flancs et le dos, plus fine sur les paupières (ce qui permet à la peau de se plisser aisément pour suivre le mouvement oculaire). Les capillaires papillaires, abondamment approvisionnés en sang, traversent les deux couches dermiques pour atteindre la couche externe de la peau, l'épiderme.

L'épiderme se compose de cinq couches qui se développent par étapes, chacune mettant de deux à quatre semaines pour atteindre la surface.

Dans le cas de certaines maladies cutanées, comme le psoriasis, ce processus peut prendre quatre jours seulement – la peau, produite trop rapidement, a une durée de vie plus brève et une activité moindre.

La couche basale, ou germinative, est la plus profonde. De nouvelles cellules se forment et, avec les cellules encore intactes, créent des disques, les cellules de Merkel, qui se situent entre les huitième et dixième strates. Sensibles au toucher, elles constituent la couche dite « à épines ».

Dans les trois à cinq couches suivantes, qui sont progressivement poussées vers la surface, les cellules s'imprègnent de kératine, une protéine qui rend la peau imperméable (cette même protéine est aussi le principal composant des cheveux et des ongles).

Puis vient la couche claire, plus épaisse sur la plante du pied et la paume de la main.

La couche cornée, surface supérieure ou externe de la peau, est composée de 25 à 30 rangées de cellules plates mortes, remplies de kératine, qui constituent une barrière étanche contre la lumière et la chaleur, les bactéries et les substances chimiques.

La structure de la peau

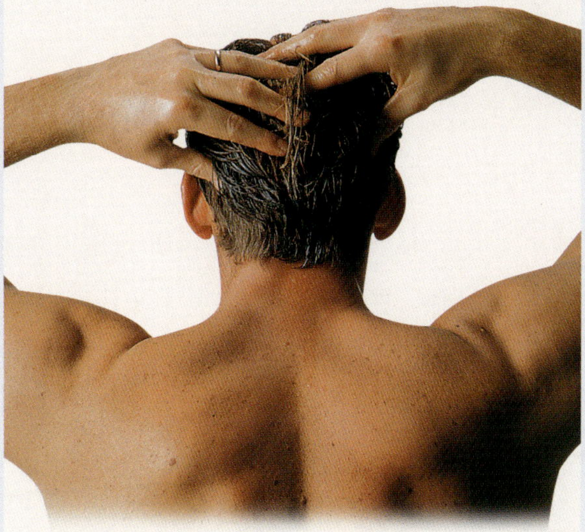

La peau est bien plus complexe que la seule couche externe visible. Sa structure participe au système régulateur de l'organisme.

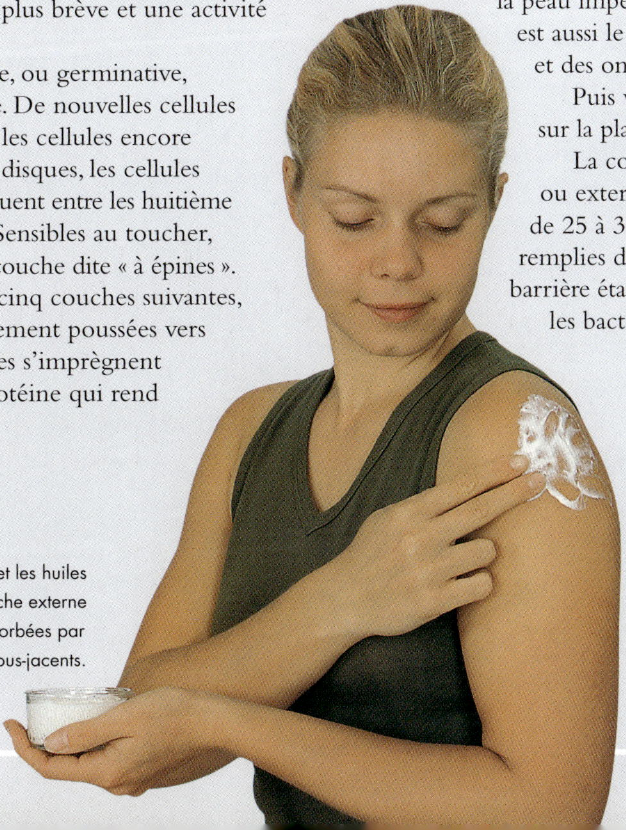

Les crèmes et les huiles appliquées sur la couche externe de la peau sont absorbées par les tissus sous-jacents.

Trouver le **bien-être** et soigner **maladies** et **blessures**

Le massage, dont l'efficacité est universellement reconnue pour soigner les affections physiques telles qu'une blessure consécutive à la pratique d'un sport ou une contraction musculaire, peut aussi servir à traiter bien d'autres maux.

Le corps humain est une structure complexe ; il n'est donc pas surprenant que le massage, déjà très efficace pour soigner des problèmes médicaux avérés, puisse aussi soulager des affections comme la dépression, l'obstruction nasale, les troubles digestifs et les problèmes musculaires et articulaires. Un masseur compétent travaille toujours en s'appuyant sur le passé médical de son patient et aussi sur son mode de vie, susceptible de révéler des problèmes sous-jacents qui ne se décèlent pas au premier coup d'œil. Il tient compte également du traitement médical en cours. Un examen complet préalable au massage lui révélera les zones qui requièrent une attention particulière.

Un thérapeute professionnel refusera de soigner un patient si le massage qu'il pratique paraît inapproprié à son cas. Les histoires de cas présentées dans les pages suivantes, qui concernent des hommes et des femmes de différentes classes d'âge, montrent comment le massage sous ses diverses formes peut servir à soigner une grande variété de maux. Dans des circonstances où il n'est pas en mesure d'offrir une guérison, le massage est à même de soulager les symptômes, et par conséquent de stimuler la confiance en soi du patient et améliorer sa qualité de la vie.

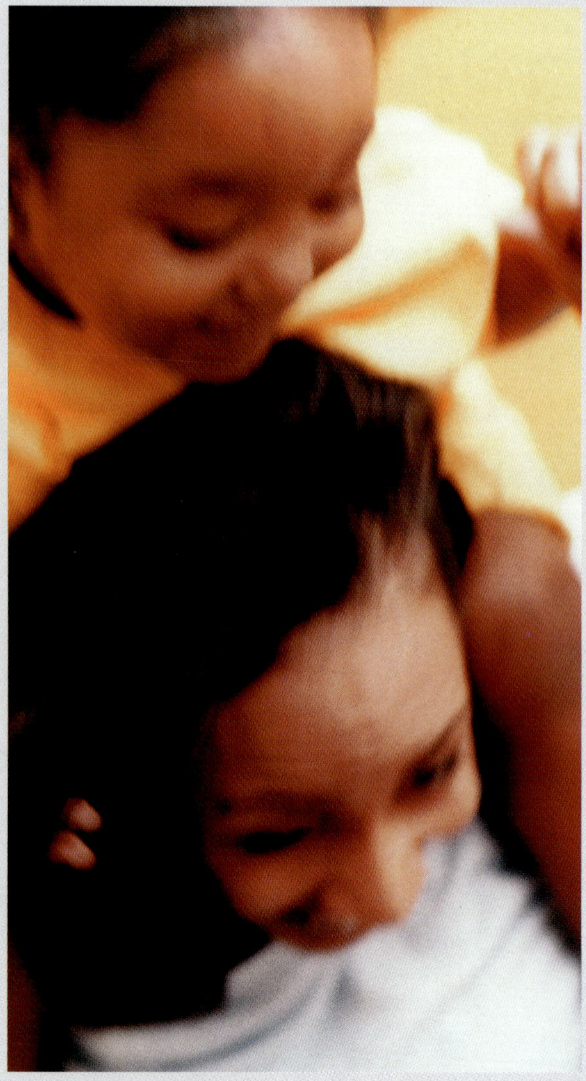

Le massage peut servir à soulager les symptômes dus aux contraintes de la vie quotidienne et éviter d'avoir recours aux médicaments.

HISTOIRE DE CAS 1

ÂGE 29 ans

SEXE féminin

PROFESSION secrétaire

MOTIF DE LA CONSULTATION/SYMPTÔMES asthme chronique, pyrosis et constipation, surpoids, migraines, sautes d'humeur, veut tomber enceinte.

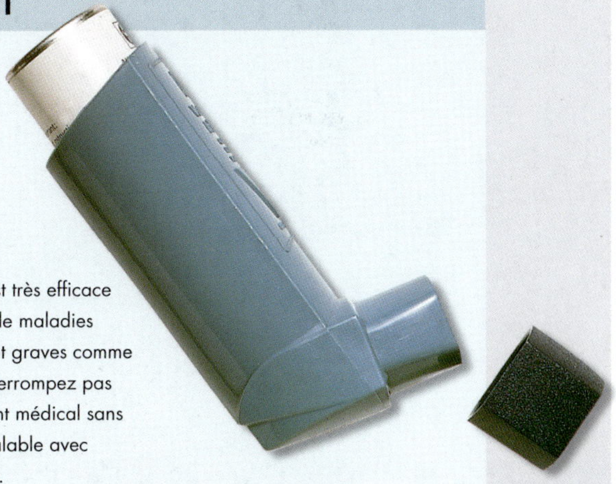

Le massage est très efficace mais, en cas de maladies potentiellement graves comme l'asthme, n'interrompez pas votre traitement médical sans parler au préalable avec votre médecin.

Première séance Au cours de la première séance, il a été détecté que la patiente souffrait d'une sinusite, du syndrome du côlon irritable, d'une usure de l'articulation du genou gauche, de tensions musculaires et de dépôts de cristaux d'acide lactique dans la zone de l'épaule. Son asthme chronique était clairement audible. Après le traitement, elle a déclaré se sentir « bizarre mais très détendue », sans douleur particulière au genou ou à la poitrine.

Suivi Deux séances hebdomadaires pendant deux mois puis une séance mensuelle. Le traitement a été poursuivi pendant presque toute la durée de la grossesse, puis la patiente est revenue après l'accouchement avec son bébé pour un massage « maman/bébé ». Toujours un peu en surpoids, elle ne prend plus de traitement médical quotidien pour son asthme, mais seulement en cas de besoin.

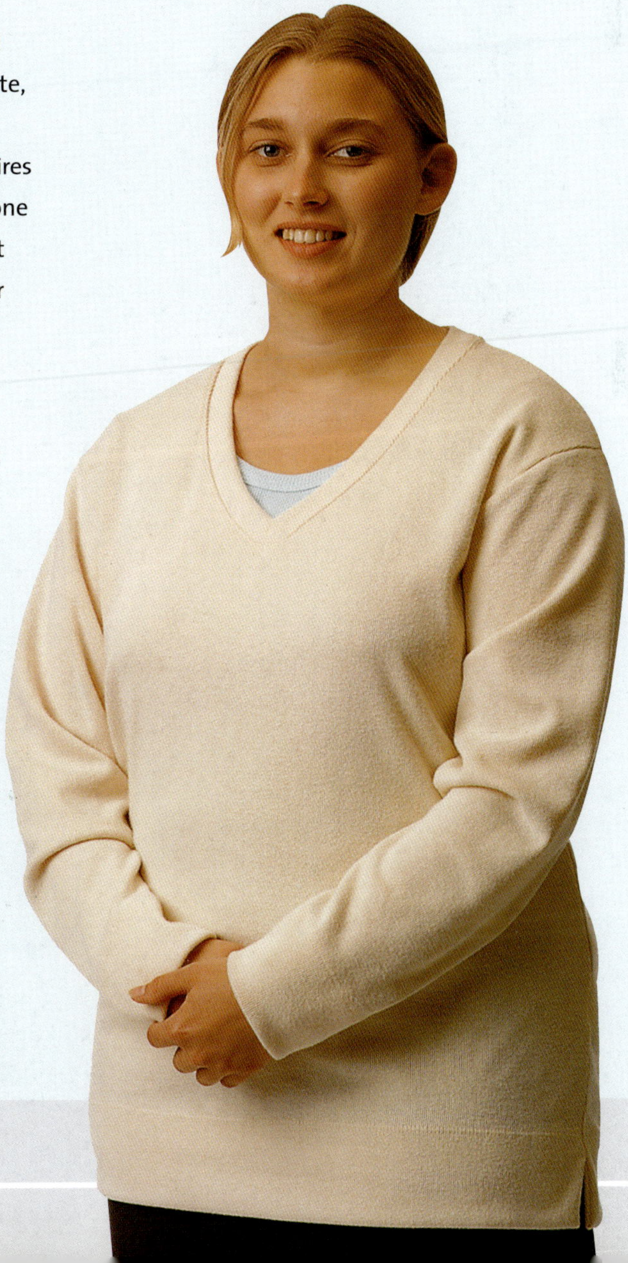

Le massage traite la personne dans son ensemble ; il peut donc servir à soulager au cours d'une même séance des symptômes dus à plusieurs problèmes.

HISTOIRE DE CAS 2

ÂGE 45 ans

SEXE masculin

PROFESSION avocat

MOTIF DE LA CONSULTATION/SYMPTÔMES
psoriasis depuis vingt ans, exaspéré par sa maladie et très stressé par son travail.

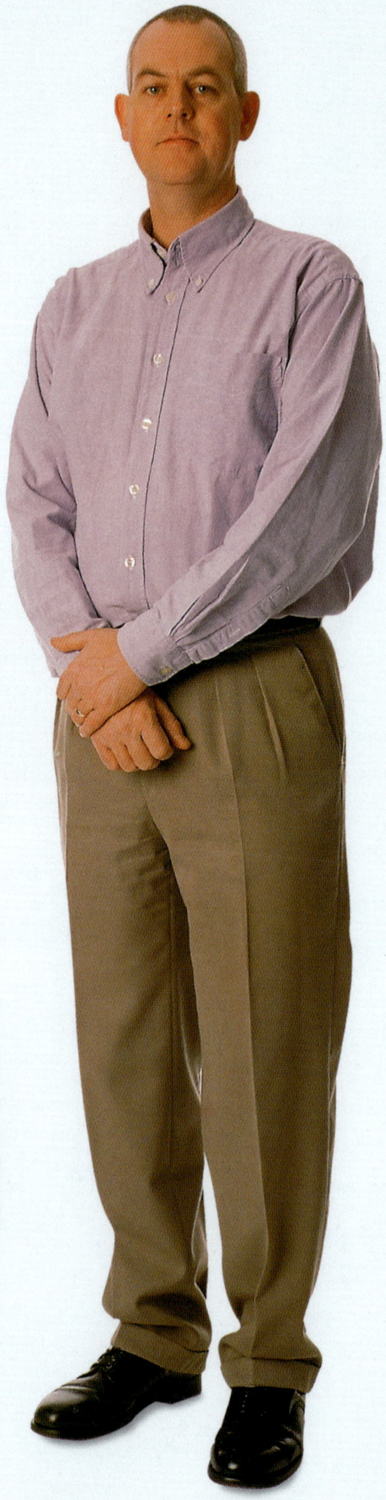

Traitement À la suite d'une discussion concernant les symptômes, l'alimentation et le mode de vie, un test cutané par patch a été effectué en préalable à un massage avec application d'huile. À ce stade, la majorité du corps est réfractaire à toute application dermique car le psoriasis affecte la peau par une croissance cellulaire rapide. Le patient porte des vêtements amples pendant les six premières séances, tous les six à dix jours, puis à deux semaines d'intervalle, puis à trois et maintenant à cinq à six semaines d'intervalle. Les applications sont maintenant dermiques. Les séances se basent sur des techniques de maîtrise de la colère, de contrôle de la respiration et de prise de parole. Le patient est plus à l'aise dans sa vie familiale et plus tolérant au travail. Il est beaucoup plus calme, sa vie quotidienne s'en ressent considérablement et la production de cellules cutanées a sensiblement ralenti. Le traitement dure depuis vingt mois.

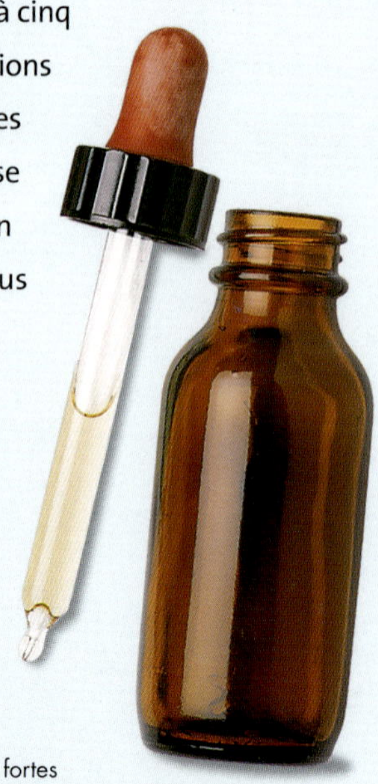

Les huiles essentielles sont très fortes et doivent donc être appliquées avec précaution, notamment en cas d'affections cutanées apparentes.

Histoire de cas 3

ÂGE 50 ans

SEXE féminin

PROFESSION secrétaire d'université

MOTIF DE CONSULTATION/SYMPTÔMES
handicapée ; arthrite grave ; difficultés à marcher, douleur corporelle générale ; partiellement aveugle et sourde ; irritable ; en surpoids ; montre des signes de dépression.

Première séance Beaucoup d'érythèmes dans le dos, très douloureux. Beaucoup de veines rompues apparentes. Tension musculaire persistante. Jambe gauche très douloureuse avec présence de chaleur. Mouvements du cou très limités. Hanche gauche douloureuse et presque immobilisée. Douleur insupportable dans les pieds.

Suivi Après onze mois de traitement, elle vient de refuser son badge d'handicapée ! Elle marche sans aide, sa démarche est traînante au réveil et après être restée trop longtemps en position assise. Elle souffre toujours de la plante des pieds par intermittence. Douleur occasionnelle dans le dos. L'état général s'est nettement amélioré, sa vie affective aussi. Elle se sent beaucoup mieux.

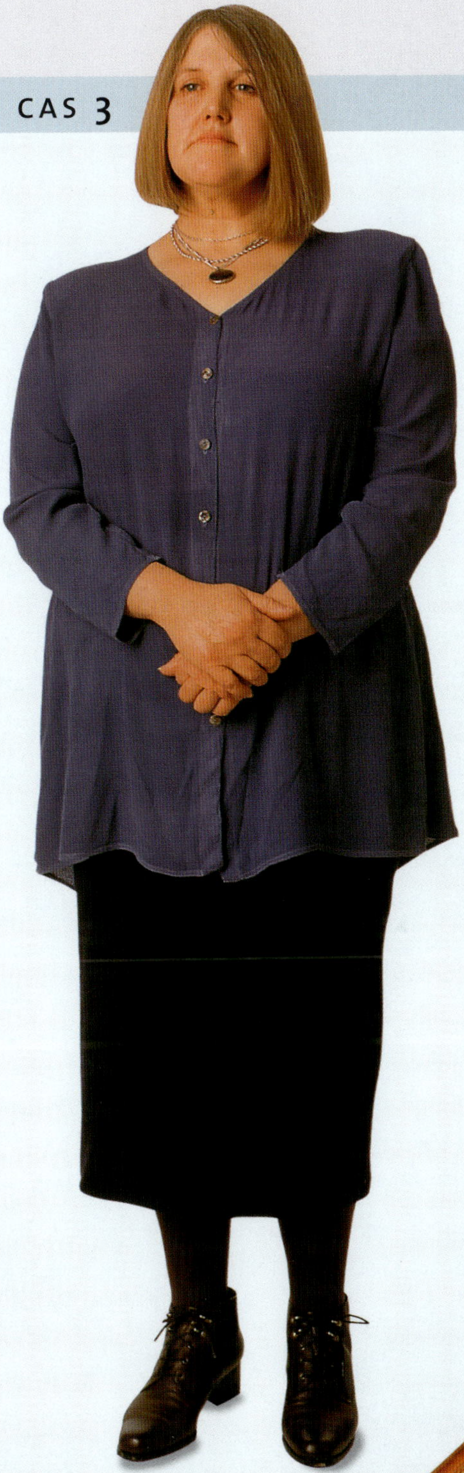

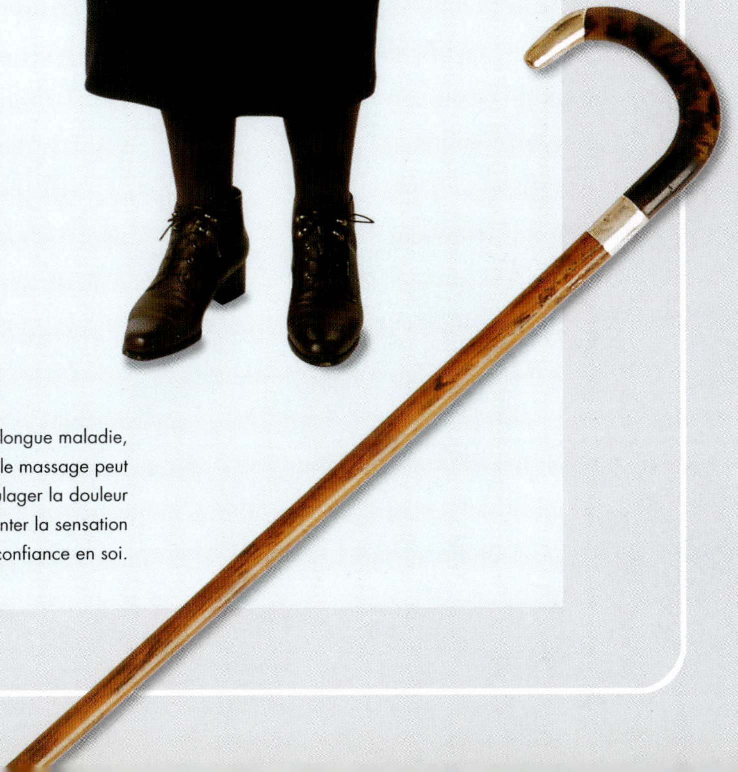

Dans le cas d'une longue maladie, comme l'arthrite, le massage peut contribuer à soulager la douleur et à augmenter la sensation de bien-être et la confiance en soi.

HISTOIRE DE CAS 4

ÂGE 45 ans

SEXE féminin

PROFESSION intendante de collège

MOTIF DE CONSULTATION/SYMPTÔMES
traumatisme consécutif à un terrible accident de la route, choc cervical, étourdissements, amnésie, vomissements, diarrhées, douleurs dans tout le corps et hallucinations.

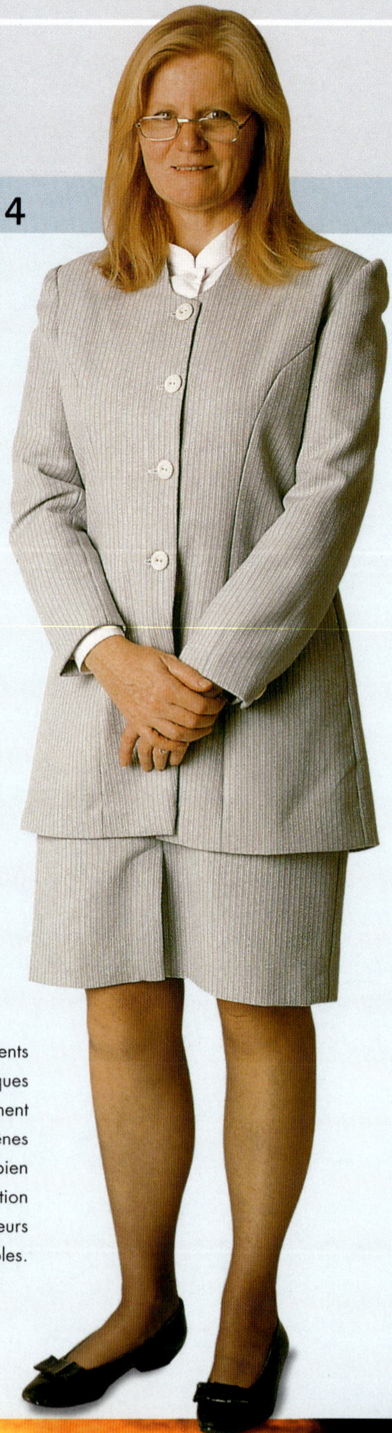

Première séance Un effleurage passif a révélé des bleus et peut-être un disque abîmé. Tissus abîmés dans la région du cou et de l'épaule. Massage drainant lymphatique appliqué sur le cuir chevelu. Mobilité de la jambe réduite. Pour la première fois depuis son accident quelques semaines plus tôt, elle a retrouvé un sommeil profond et détendu.

Les accidents traumatiques occasionnent de multiples gênes et douleurs bien après la disparition des signes extérieurs visibles.

Suivi Séances de massage postérieur tous les quatre jours pendant un mois, puis une fois par semaine pendant quinze jours, puis introduction de massages antérieur et dorsal pendant quatre semaines. Rétablissement quasi-total. Elle souffre toutefois d'étourdissements occasionnels et de troubles psychologiques, mais à un rythme moins fréquent.

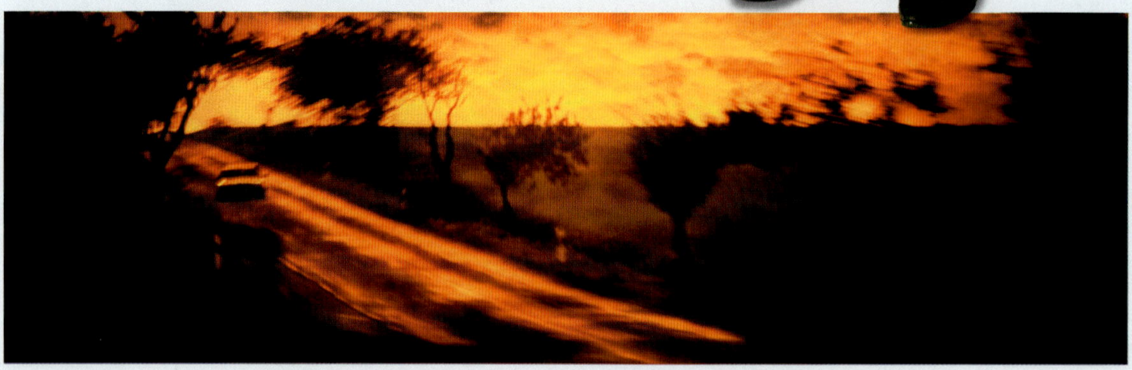

Histoire de cas 5

ÂGE 42 ans

SEXE masculin

PROFESSION comptable, indépendant

MOTIF DE CONSULTATION/SYMPTÔMES
blessure pendant la pratique d'un sport

En traitant rapidement une blessure sportive, il est possible de résorber le gonflement et d'accélérer le rétablissement sans recourir aux médicaments.

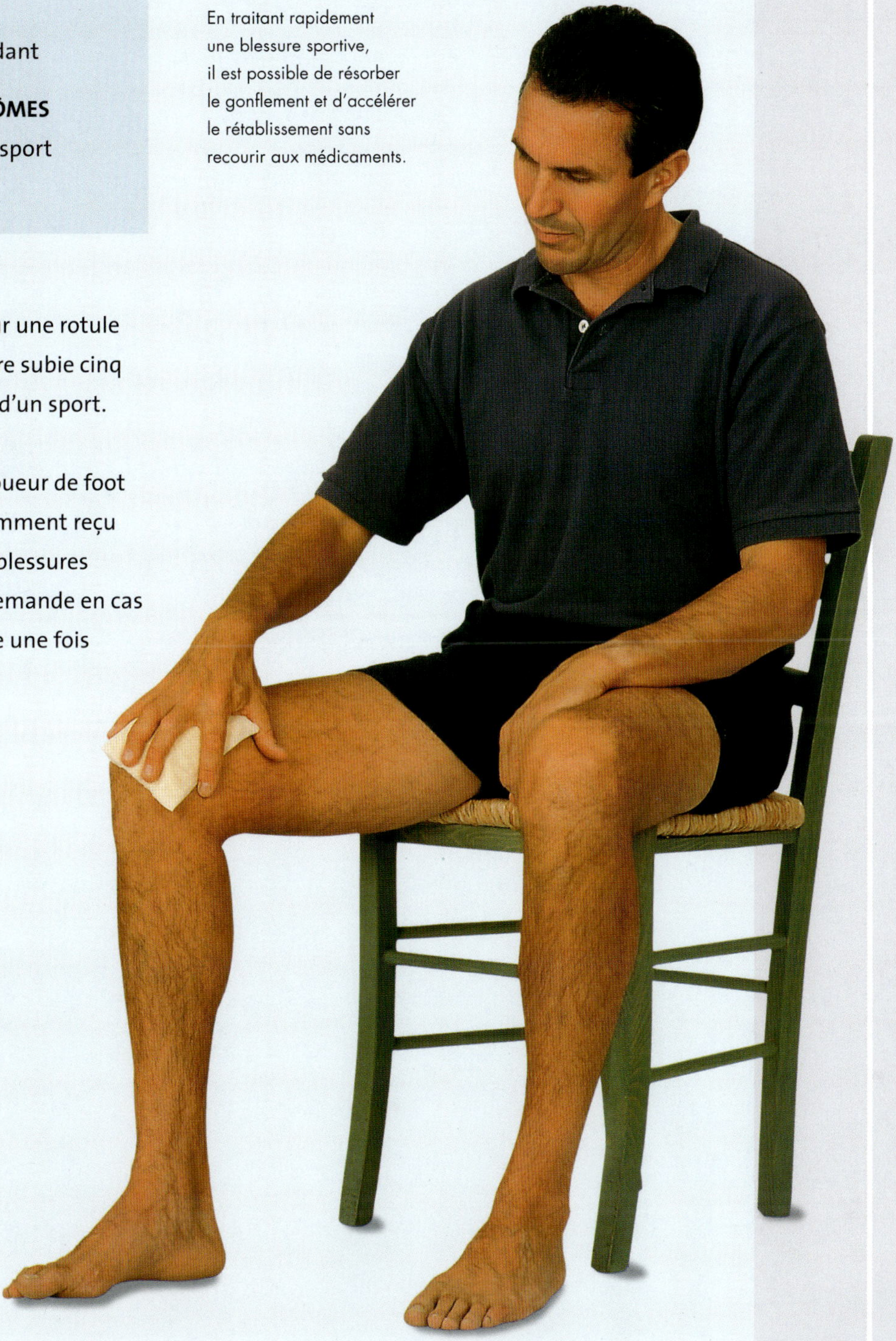

Première séance Venu consulter pour une rotule très inflammatoire due à une blessure subie cinq ans auparavant pendant la pratique d'un sport.

Suivi Joueur de squash passionné, joueur de foot et instructeur de jujitsu, il a précédemment reçu divers traitements pour soigner des blessures sportives. Massages pratiqués à la demande en cas de blessures et massage de bien-être une fois par mois.

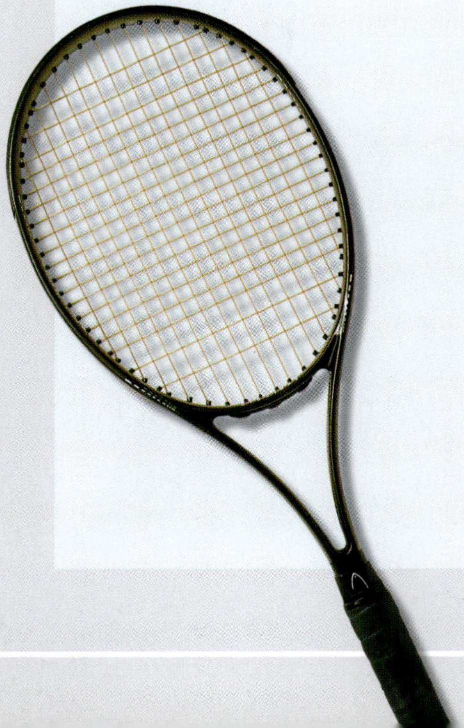

Histoire de cas 6

ÂGE 10 ans

SEXE masculin

PROFESSION écolier

MOTIF DE CONSULTATION/SYMPTÔMES
douleurs aux articulations

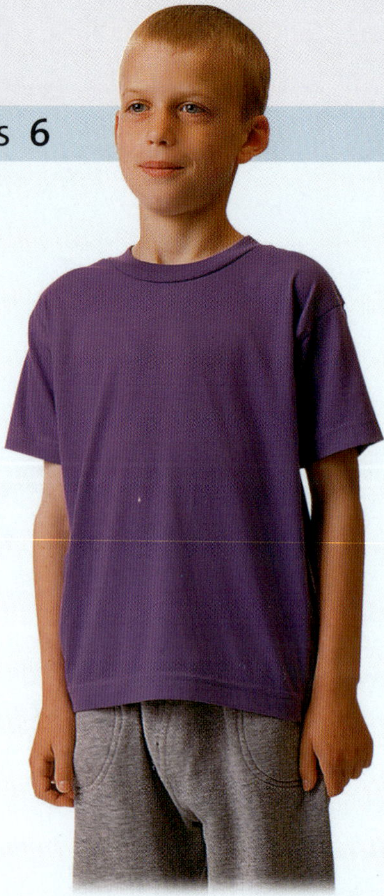

Le massage des zones douloureuses est particulièrement bénéfique chez les enfants pour qui les médicaments sont déconseillés.

Première séance Massage des membres inférieurs. Pas d'inflammation mais une douleur au mouvement. Après consultation du médecin généraliste, les douleurs ont été attribuées à la croissance.

Suivi Ne s'est pas rendu au rendez-vous suivant car les douleurs ont disparu après la première séance. Revenu deux fois pour des douleurs identiques à la jambe et à la hanche. Massage appliqué sur les endroits douloureux, soulagement immédiat.

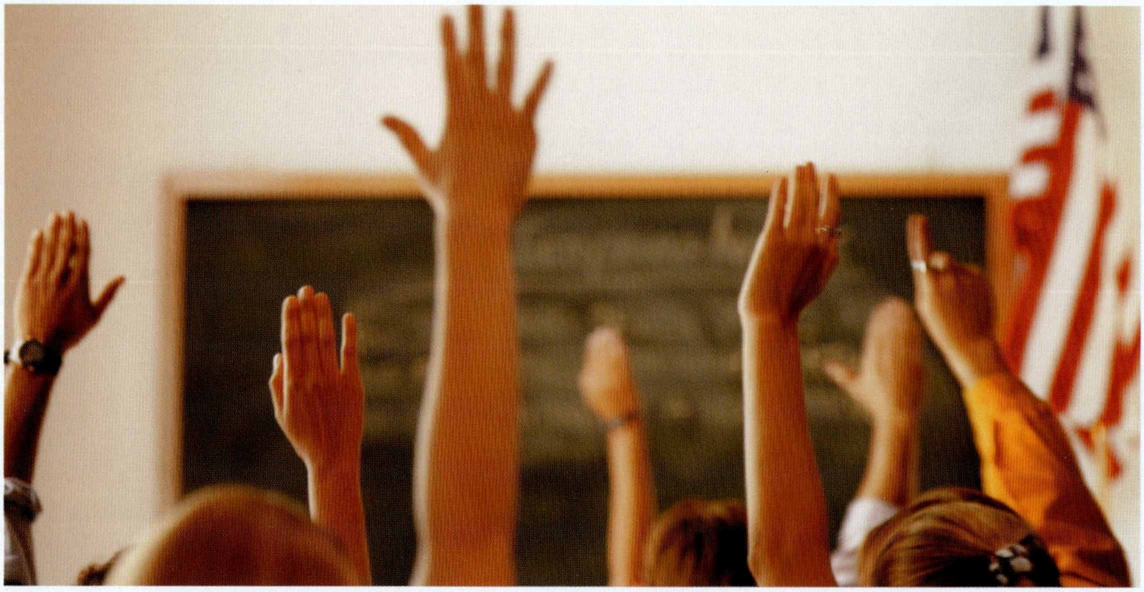

HISTOIRE DE CAS 7

ÂGE 70 ans

SEXE féminin

PROFESSION femme au foyer

MOTIF DE CONSULTATION/SYMPTÔMES
Maladie de Parkinson ; migraines ; chevilles fragiles ; coordination difficile ; sommeil difficile ; arthrite dans la hanche droite ; dyspepsie ; irritation des sinus ; crises de panique et d'angoisses ; veuve depuis peu.

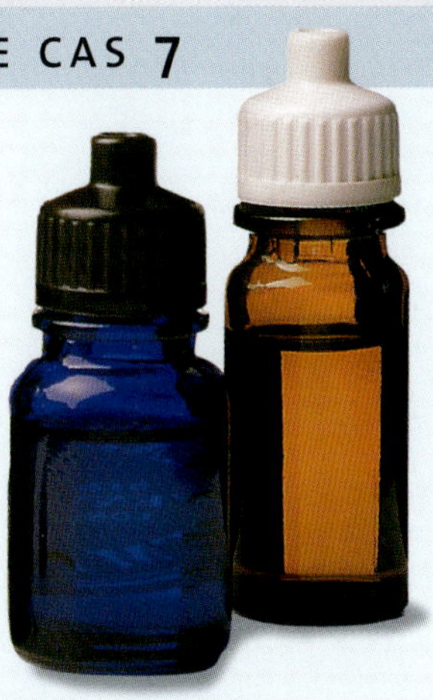

Après avoir reçu un massage aux huiles essentielles, vous pouvez utiliser celles-ci chez vous pour prolonger les effets bénéfiques.

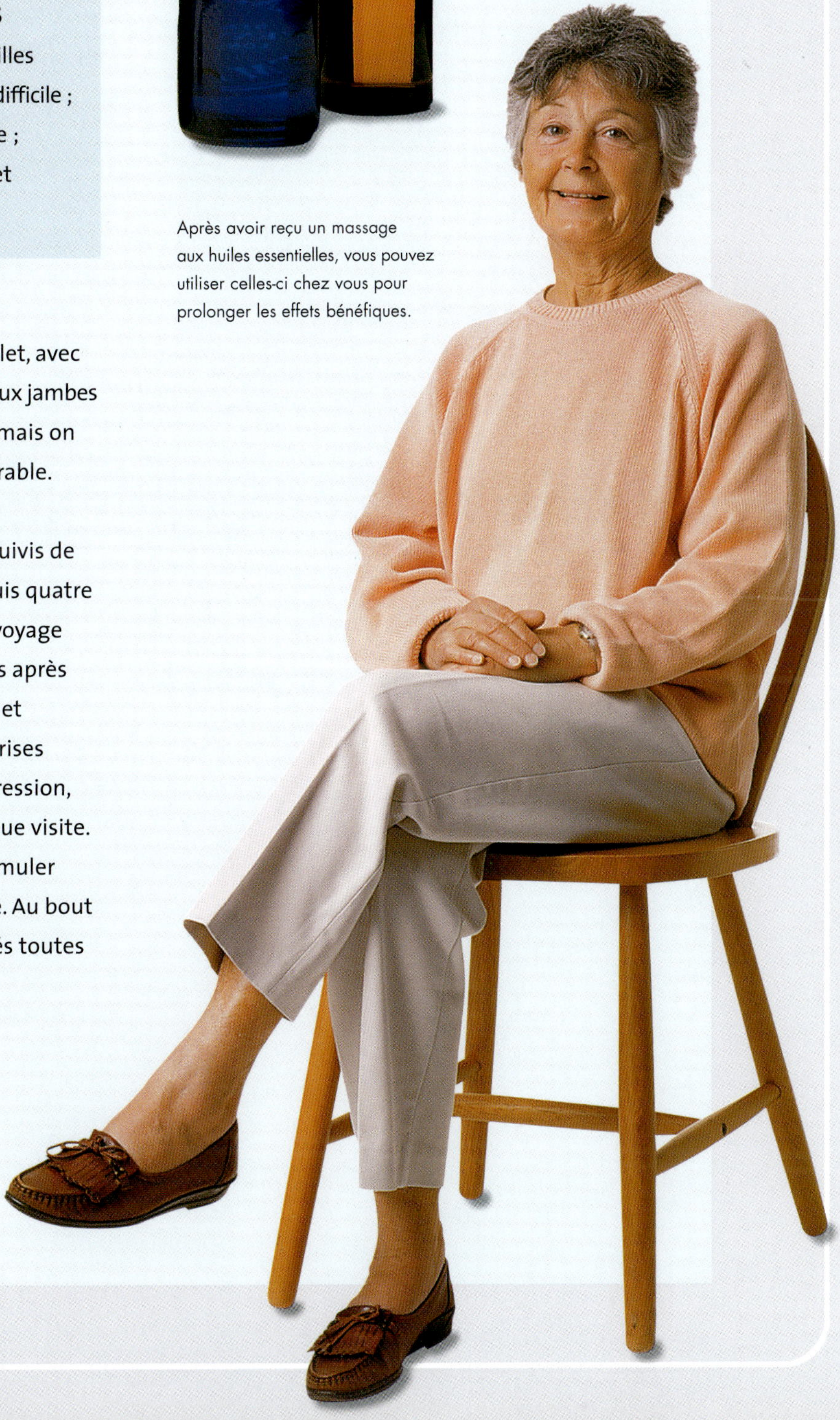

Première séance Massage corporel complet, avec une attention particulière prêtée à la tête, aux jambes et aux pieds. Soulagement de la douleur mais on est encore très loin d'un soulagement durable.

Suivi Quatre massages hebdomadaires suivis de quatre massages tous les quinze jours, puis quatre par mois. Des progrès continus lors d'un voyage d'une semaine effectué moins de six mois après le début du traitement. Gain d'assurance et beaucoup plus de facilité à marcher. Les crises occasionnelles ont un peu ralenti la progression, mais constatation d'un mieux après chaque visite. Les huiles essentielles ont contribué à stimuler la progression physique et psychologique. Au bout de onze mois, les massages sont appliqués toutes les six ou huit semaines.

Créer une ambiance propice

Mettez-vous à l'aise avant de commencer la séance de massage.

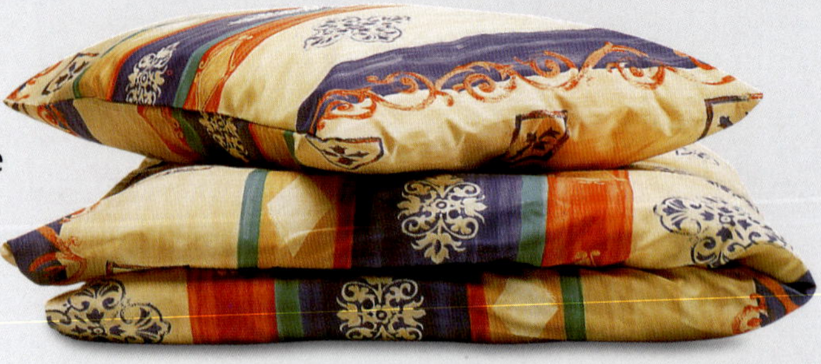

Comment créer l'ambiance idéale pour réussir une séance de massage ? L'éclairage, la température, le mobilier et l'arôme ont chacun leur rôle à jouer.

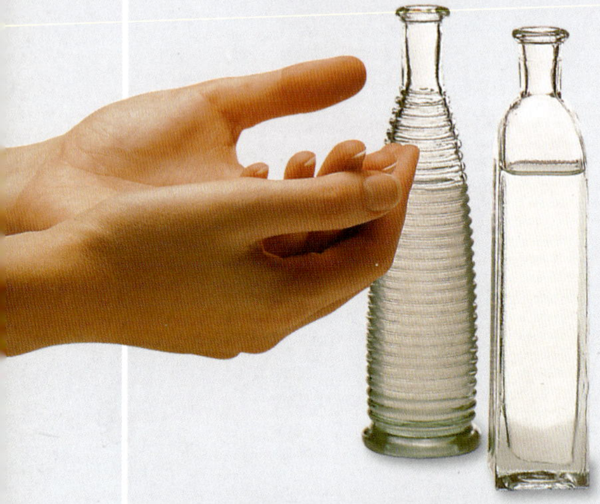

Afin de profiter pleinement de leurs vertus, choisissez des huiles dont l'association est positive.

La création d'une ambiance propice au massage n'est pas seulement une activité divertissante ; elle a aussi pour effet de prolonger le plaisir de la personne qui administre le massage comme le bien-être de celle qui le reçoit. Avec un peu d'imagination, vous transformerez votre salon en temple indien en un clin d'œil. Suspendez quelques tentures au mur, étalez-en d'autres au sol et éparpillez quelques coussins çà et là. Choisissez si possible des tissus en fibres naturelles.

La couleur a une grande incidence sur l'humeur et la mise en confiance d'un individu ; elle a vocation à stimuler les *chakras*, ces centres d'énergie invisibles du corps.

Achetez des fleurs très odorantes, comme des roses, des lis ou des narcisses. Soyez prodigue, dispersez des pétales dans toute la pièce ou sur le lit. Tamisez les lumières ou allumez des bougies. Augmentez le chauffage ; si vous utilisez des huiles essentielles, pensez à bien ventiler la pièce mais évitez de vous installer en plein courant d'air.

Contemplez le décor et réfléchissez. Votre tenue vous satisfait-elle ? Avez-vous tout ce qu'il vous faut à portée de main ? Une table de massage est un outil de travail très pratique mais il est rare d'en avoir une chez soi. Un matelas ferme convient, mais s'il est placé trop bas, le masseur se trouvera dans une position assez inconfortable.

La table de la salle à manger, protégée par une couverture, est une solution idéale.

Préparez un drap pour vous allonger dessus et deux serviettes éponge pour vous couvrir. La musique douce est propice à la relaxation car elle apaise les sens. Vous aurez également besoin d'une

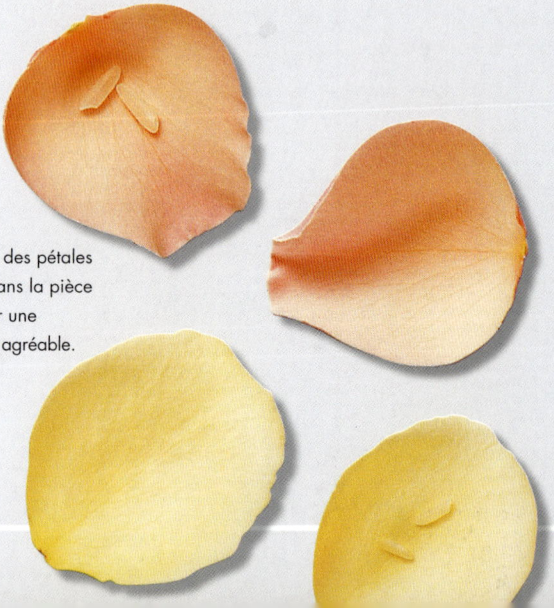

Dispersez des pétales de rose dans la pièce pour créer une ambiance agréable.

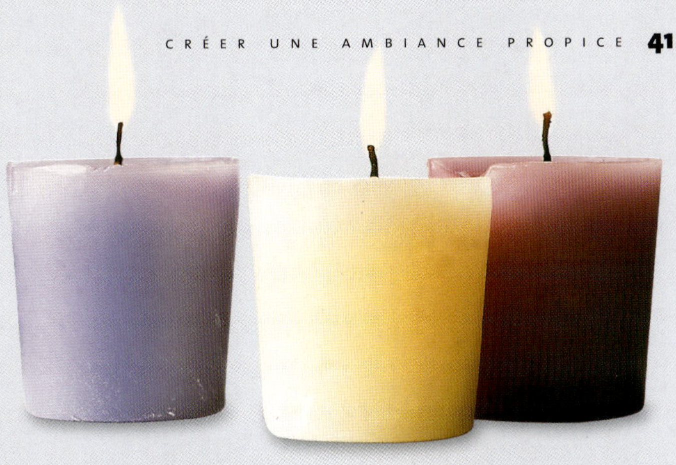

Les bougies parfumées, à condition que leur senteur n'entre pas en conflit avec les huiles essentielles utilisées pendant la séance de massage, contribuent à créer une ambiance feutrée, idéale pour la détente.

huile support ou de talc pour éviter les brûlures dues à la friction.

Débranchez le téléphone ou bien activez le répondeur. Si vous n'êtes pas seul à la maison, dites aux personnes présentes que vous souhaitez ne pas être dérangé pendant au moins une heure.

Chassez tout sentiment de culpabilité. Videz-vous momentanément l'esprit de toute pensée indésirable. Cette période de pause vous appartient, vous la méritez, c'est une récompense, profitez-en pleinement.

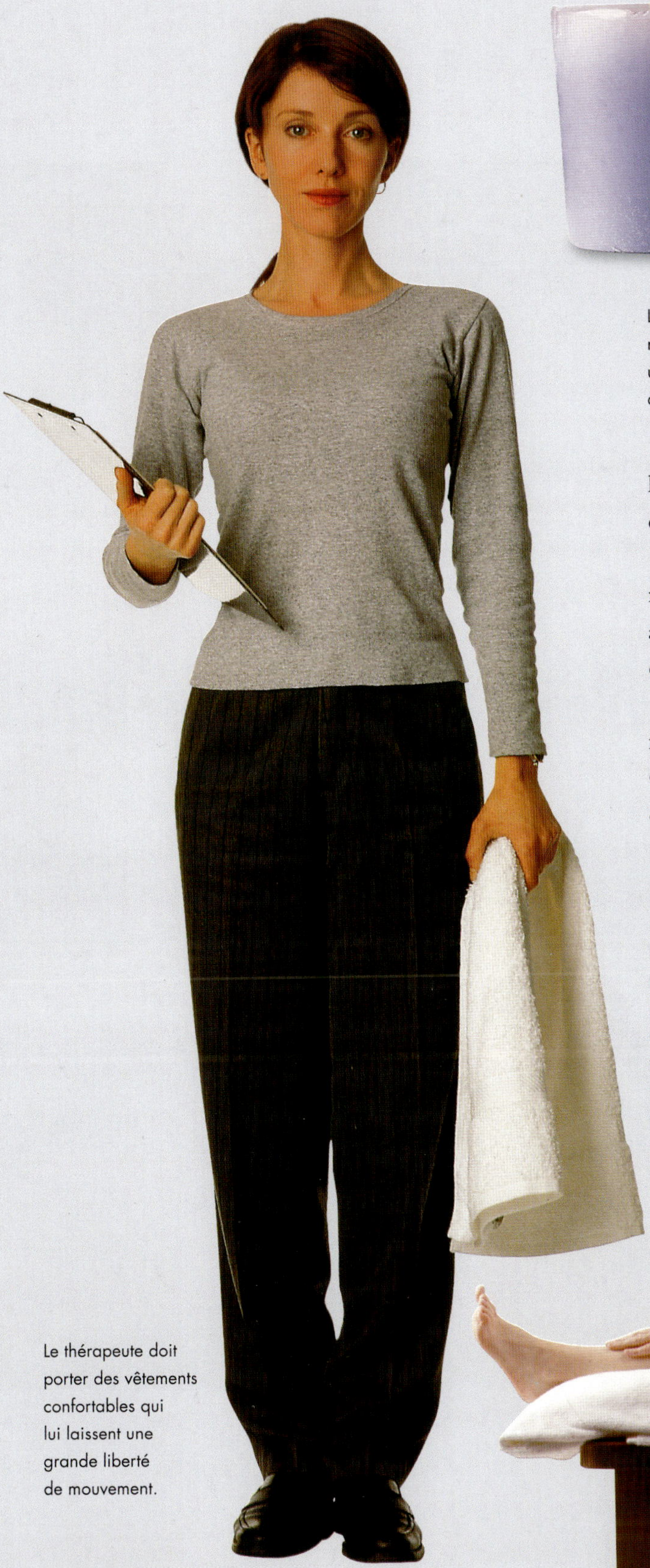

Le thérapeute doit porter des vêtements confortables qui lui laissent une grande liberté de mouvement.

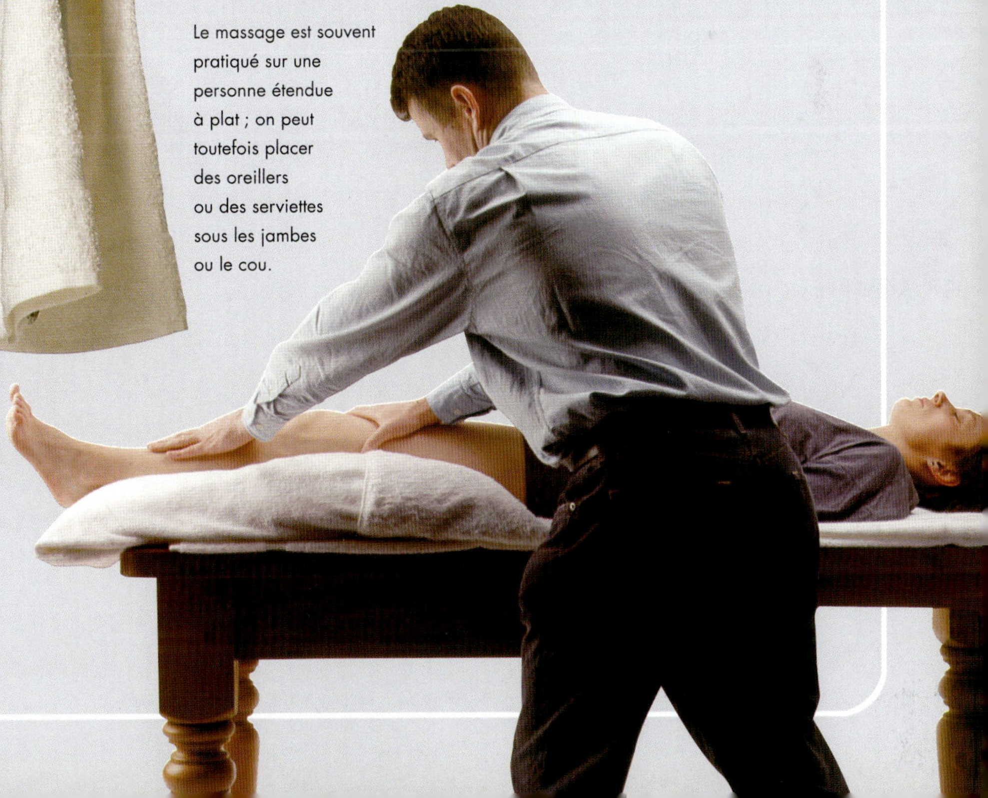

Le massage est souvent pratiqué sur une personne étendue à plat ; on peut toutefois placer des oreillers ou des serviettes sous les jambes ou le cou.

Les **techniques** de base

Le massage met en œuvre des techniques destinées à faire travailler les muscles et les tissus de diverses manières selon les endroits où elles s'appliquent et les bienfaits escomptés.

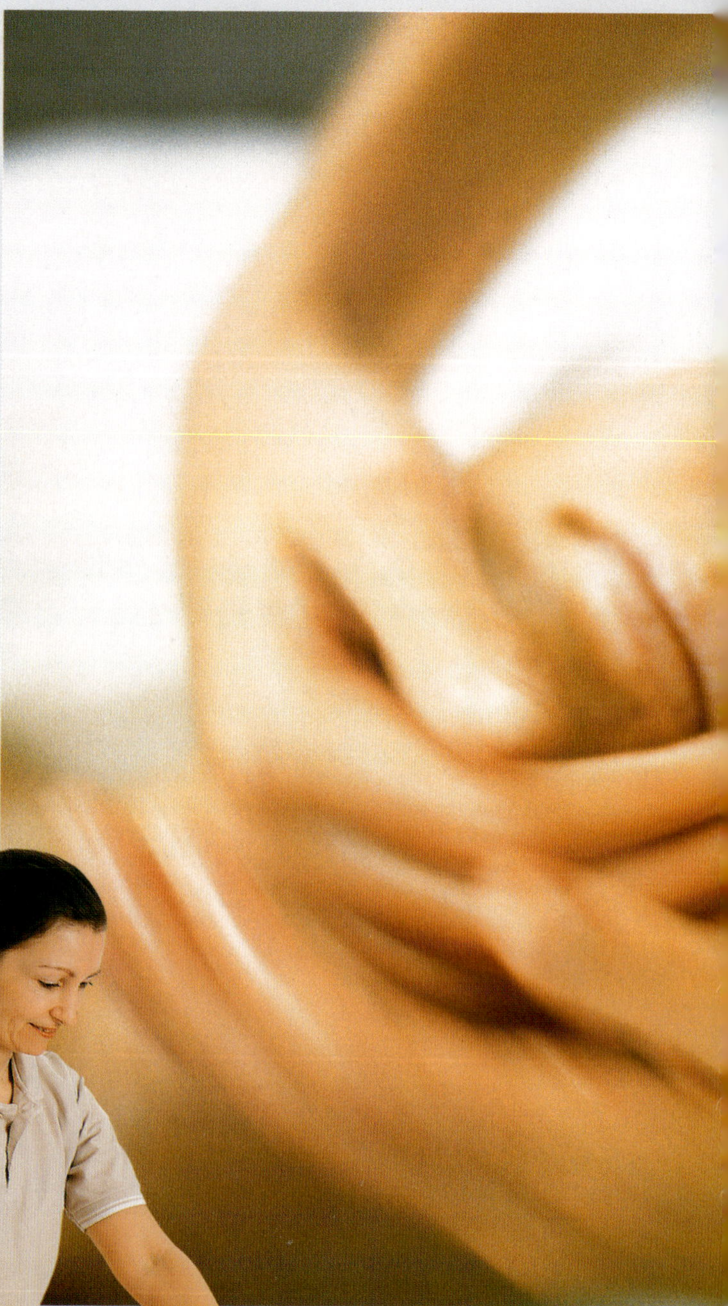

Lorsque vous délivrez un massage, accompagnez le mouvement avec le poids de votre corps ; vous communiquerez un flux plus régulier à votre « partenaire » (la personne massée) et, au lieu d'être fatigué, vous vous sentirez dynamisé. Observez un masseur professionnel : il donne l'impression d'agir sans effort, ses mouvements sont fluides, presque automatiques.

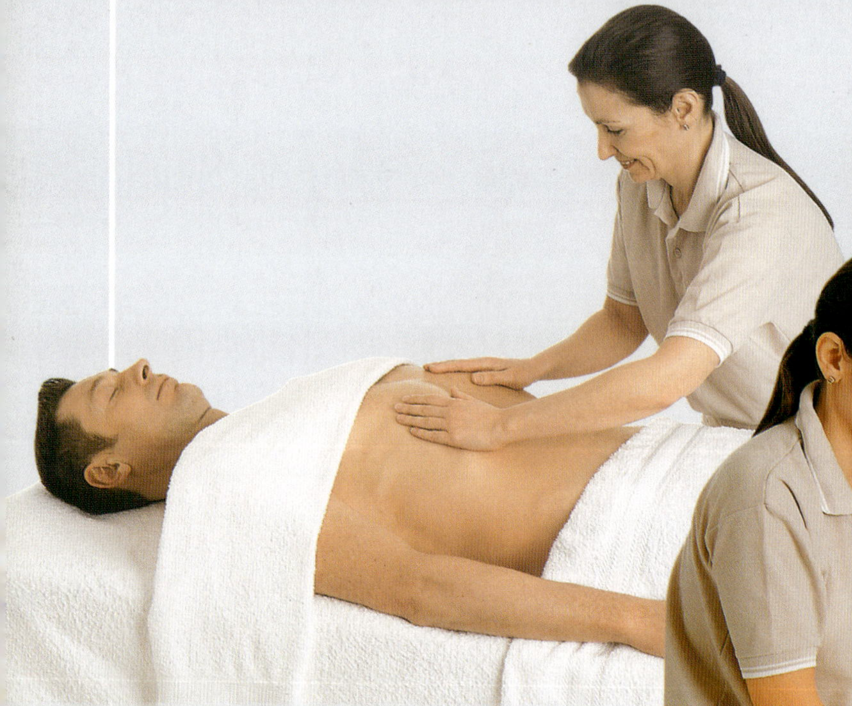

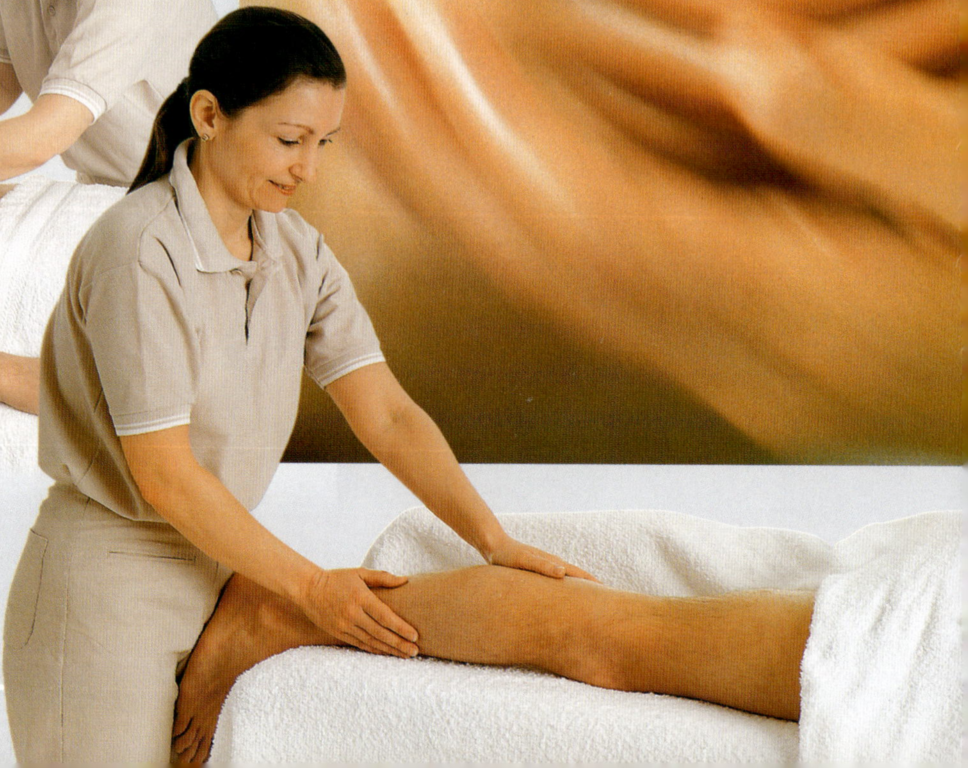

Les mouvements utilisés doivent être fermes et réguliers. Trop brusques, ils risquent d'être douloureux, et trop légers, de ne provoquer que des rougeurs ou des chatouillements.

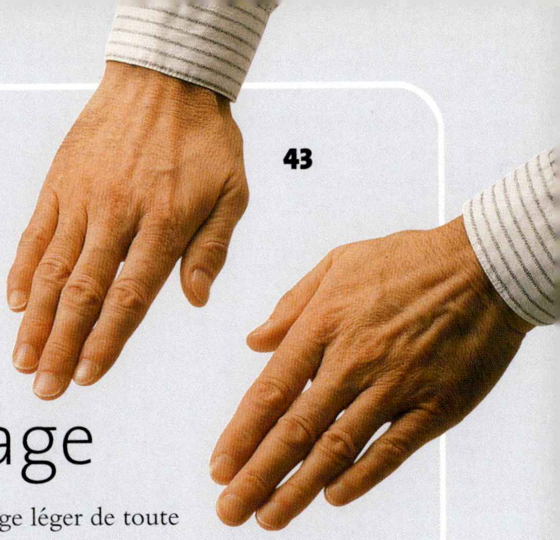

L'effleurage est un massage doux et lent qui s'effectue sur toutes les parties du corps.

L'effleurage

L'effleurage est un massage léger de toute la main qui agit sur les tissus superficiels et peut se pratiquer sur tout le corps. Une variante plus intensive et plus profonde de l'effleurage se pratique avec plus de pression dans le geste, en basculant légèrement le poids du corps vers l'avant. Au début, la pression est minimale, jusqu'à ce que vous établissiez le contact avec votre partenaire ; elle peut ensuite augmenter légèrement. Diminuez la pression progressivement à la fin du massage pour vous déconnecter.

Ce type de toucher vous permettra de glaner des renseignements sur l'état de votre partenaire.

L'effleurage active la circulation sanguine et le drainage lymphatique. La profondeur du mouvement influe sur la remontée des fluides corporels vers les vaisseaux superficiels. L'effleurage incite à la détente et prépare les muscles à une manipulation plus soutenue.

L'effleurage se pratique les mains relâchées, les doigts réunis et les pouces un peu écartés. Commencez par caresser la peau de votre partenaire, en éloignant et en approchant les mains de votre corps à un rythme régulier. Puis avancez une main tandis que l'autre recule, en maintenant le contact avec le corps. Ces glissements s'effectuent toujours en direction du cœur, dans le sens de la circulation sanguine.

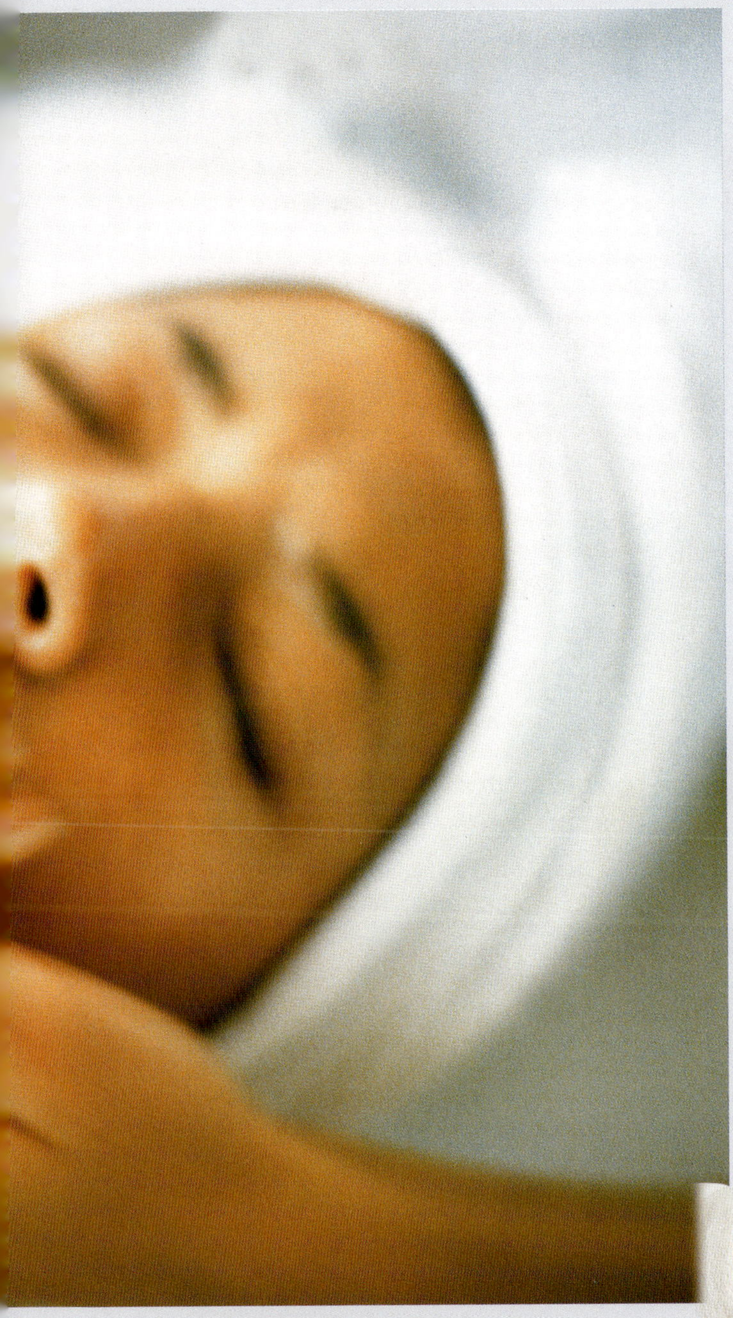

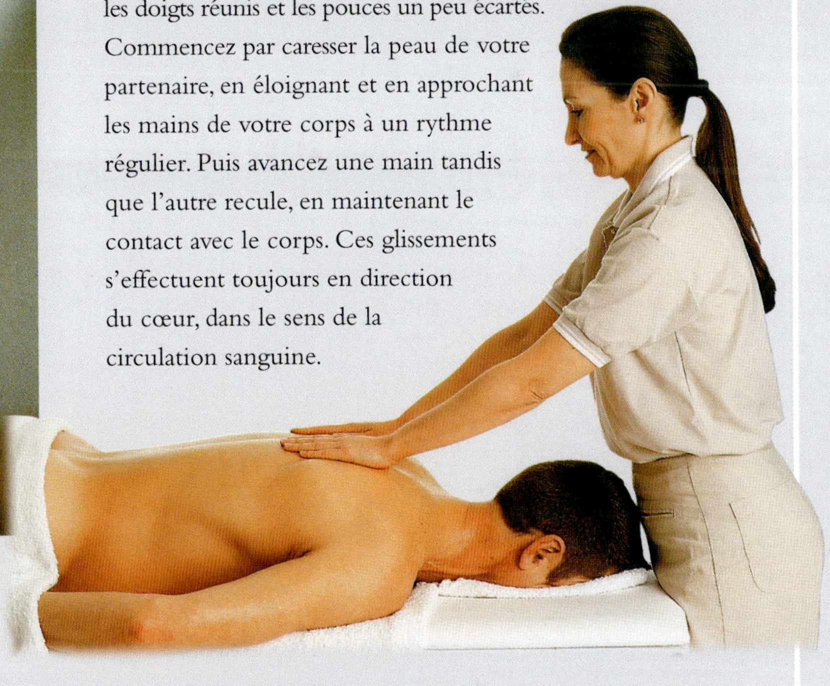

Une table de massage professionnelle comporte un trou à l'endroit du visage ; ainsi, lorsque le patient est à plat ventre, les muscles du cou ne subissent aucune tension.

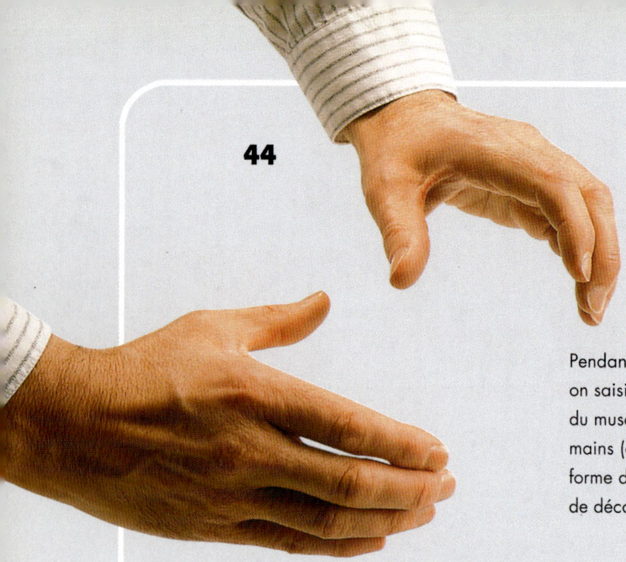

Pendant le pétrissage, on saisit la masse centrale du muscle avec les deux mains (on obtient une forme de V), à des fins de décontraction.

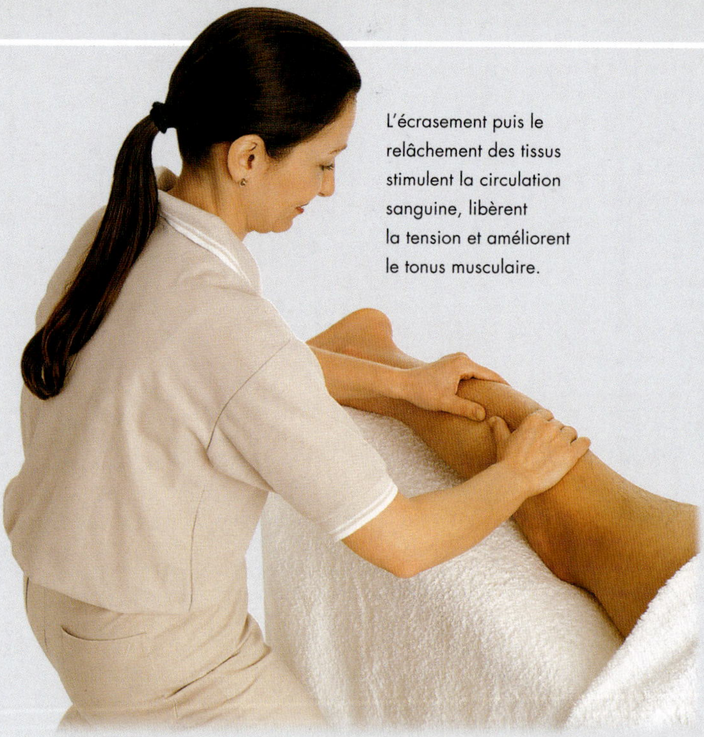

L'écrasement puis le relâchement des tissus stimulent la circulation sanguine, libèrent la tension et améliorent le tonus musculaire.

Pétrissage

Le pétrissage est une forme de massage qui agit sur les muscles et les différentes couches de la peau. Le masseur saisit, soulève, pince, roule et presse les muscles en travaillant sur les tissus adipeux situés sous la peau. Cette technique accroît le tonus musculaire, augmente la capacité de contraction des muscles et stimule la circulation sanguine. La torsion compresse les tissus contre la structure sous-jacente et, à mesure qu'ils sont soulevés, les tissus musculaires se compriment les uns contre les autres. Le pétrissage libère les douleurs présentes dans les fibres musculaires lorsque les tissus mous sont soulevés de l'os puis pressés sur l'os ou sur d'autres fibres musculaires sous-jacentes. Le roulage travaille la longueur du muscle – par exemple, le mollet. Soulevez le muscle entre le pouce et l'index et roulez-le loin de vous. En se libérant de sa tension, le muscle retrouve son tonus spongieux.

Le pétrissage s'applique en utilisant toute la surface des mains. Les doigts sont relâchés mais réunis, les pouces écartés : saisissez et pétrissez les masses musculaires en faisant travailler vos deux mains en alternance, l'une desserrant la prise quand l'autre se referme sur les tissus voisins. Ne soulevez pas les mains du corps entre les mouvements ; transférez doucement votre pression d'une main sur l'autre comme pour pétrir de la pâte.

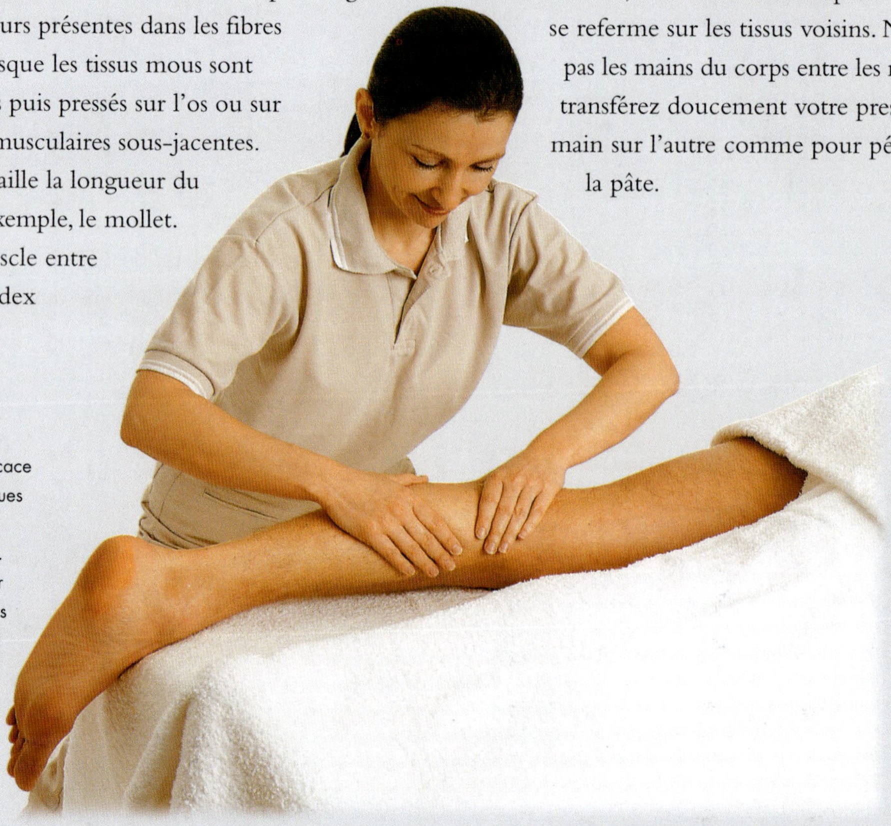

Le pétrissage est particulièrement efficace sur les parties charnues du corps comme les cuisses et les mollets. Il convient de masser de la même façon les deux côtés du corps.

Le malaxage

Le malaxage s'applique avec l'ensemble de la main, les doigts relâchés mais réunis et les pouces écartés. Saisissez doucement le muscle et la peau en pressant les contours de l'endroit par en dessous, toujours en utilisant la main entière. Relâchez la pression d'une main au moment où vous appliquez l'autre. Accompagnez les mouvements des mains avec votre corps.

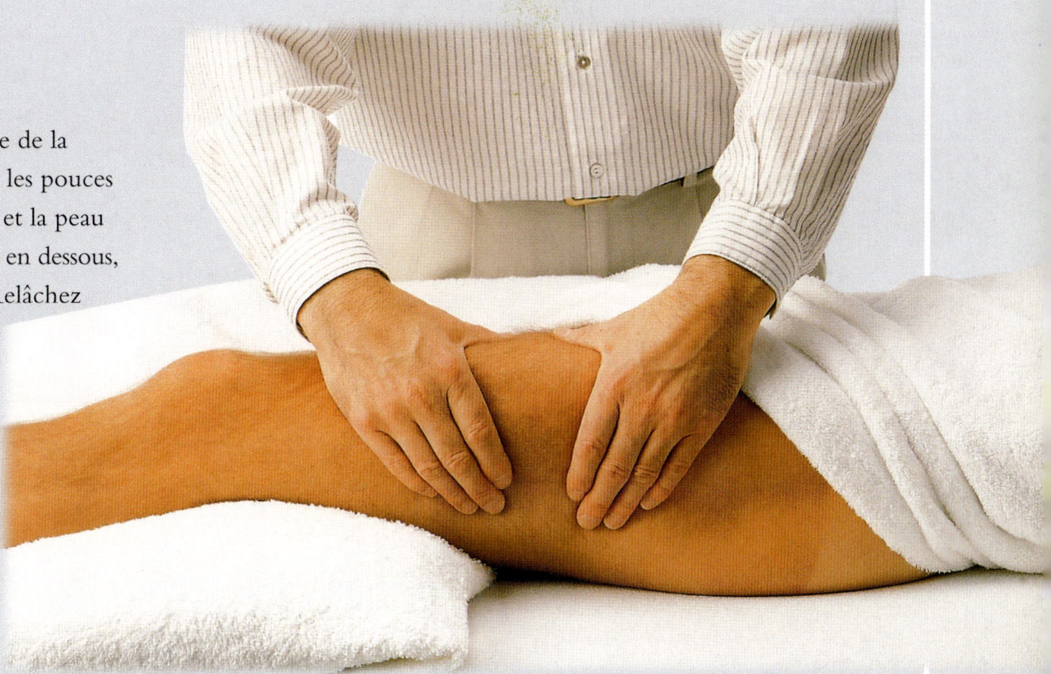

ATTENTION
Évitez de presser avec le bout des doigts seulement car cela peut blesser.

Le malaxage est peut-être le mouvement auquel pensent la plupart des gens en entendant le mot « massage », mais il s'agit seulement d'une technique permettant d'appliquer une pression.

La torsion

La torsion est utilisée sur des parties du corps plus grandes, comme le torse, les cuisses ou les mollets. Utilisez la main entière – paume et doigts – pour soulever et tirer la peau vers vous avec une main et la repousser avec l'autre. Relâchez la pression et inversez le mouvement ; maintenez le contact en réalisant l'action de pousser-soulever, glisser-tirer. Pour les petits muscles, il est possible d'effectuer ce massage avec les pouces seulement.

ATTENTION
Le relâchement de la tension se produit à la fois sur le plan physique et émotionnel. Votre partenaire peut ressentir une émotion débordante sous formes de pleurs ou de soupirs de soulagement.

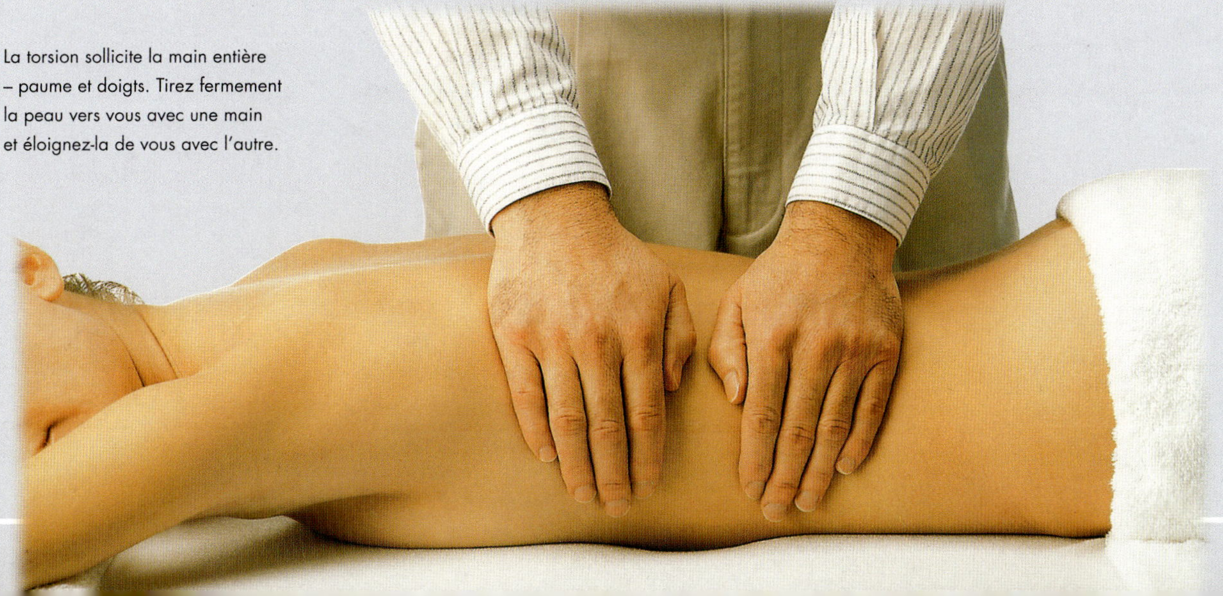

La torsion sollicite la main entière – paume et doigts. Tirez fermement la peau vers vous avec une main et éloignez-la de vous avec l'autre.

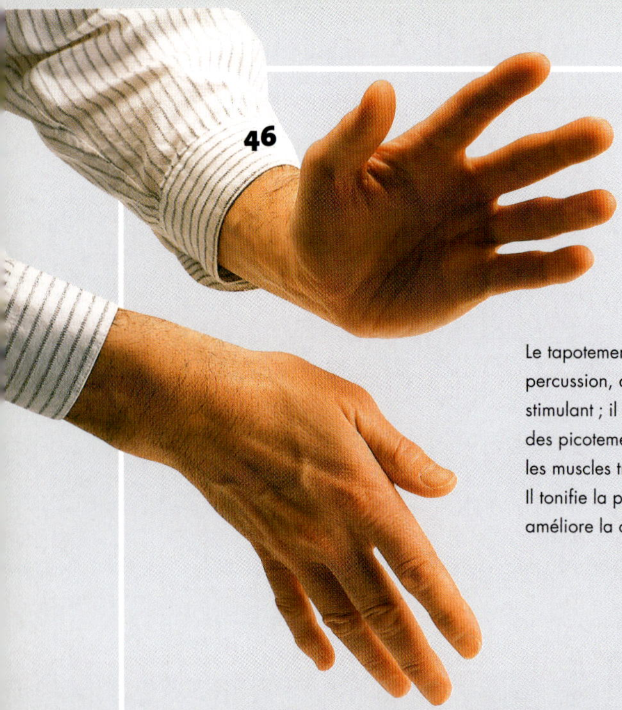

Le tapotement, ou percussion, a un effet stimulant ; il génère des picotements dans les muscles traités. Il tonifie la peau et améliore la circulation.

Le tapotement

Le tapotement est parfois appelé percussion à cause du bruit qu'il produit. Il inclut le claquement, la hachure, la vibration et le tapotement.

Ce type de massage consiste à frapper la partie du corps à traiter de coups légers et réguliers de la main ; il stimule les masses charnues et active les réflexes musculaires. Il peut s'appliquer sur toutes les zones où la circulation est mauvaise, pour effectuer un drainage lymphatique ou tonifier les muscles, et se pratique surtout sur les fesses et les jambes. Les mouvements, lents et doux au début, deviennent progressivement plus rapides et plus intenses puis s'arrêtent presque brutalement.

ATTENTION

Le claquement doit produire un son mat et creux. Si vos gestes laissent des traces de doigt rouges sur la peau, vos mains sont probablement trop ouvertes ou trop plates – modifiez leur position et réessayez.

Le claquement

Cette technique nécessite d'arquer les mains pour donner de petits coups brefs et rapides sur les contours les plus arrondis du corps.

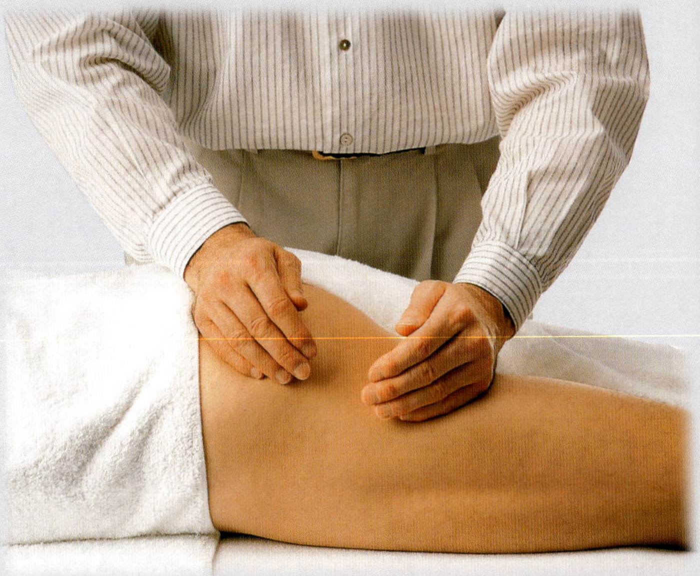

1 **Les doigts et le pouce réunis, repliez-les vers la paume pour former un cornet.**

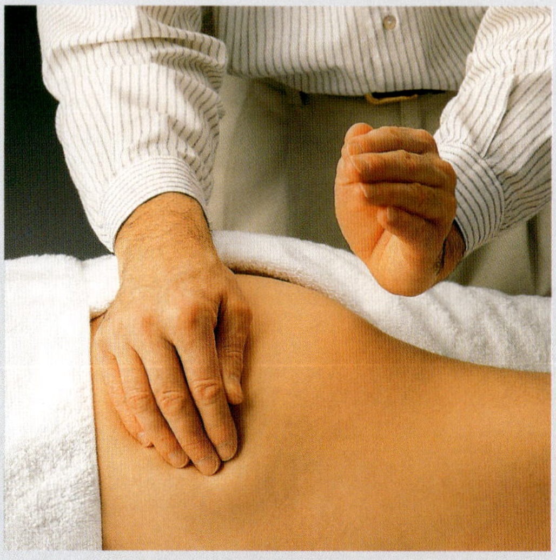

2 **Tournez vos mains paumes vers le bas pour effectuer une séquence de percussions alternées. Vos mains en ventouses emprisonnent l'air contre la peau avant de le libérer avec un bruit sourd.**

Le hachage

Le hachage active la circulation et stimule les tissus et les fibres.

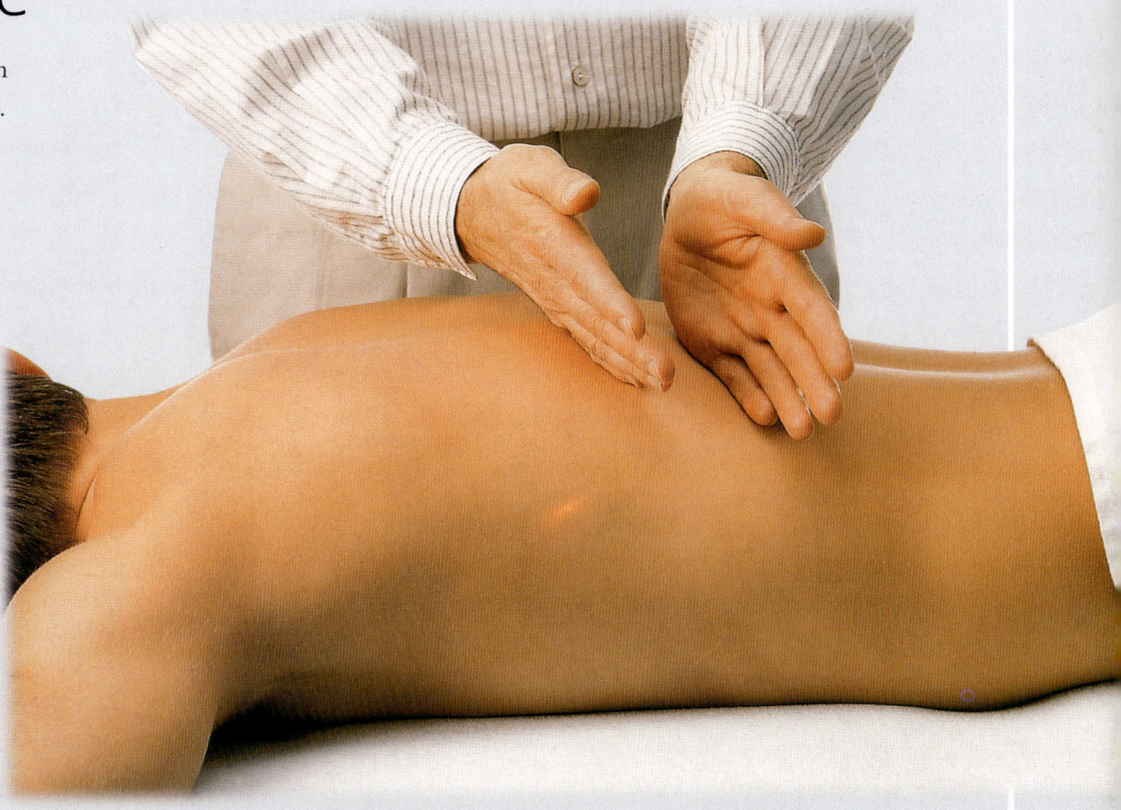

1 Placez vos mains droites, paumes parallèles et espacées de 5 cm environ, sur la partie à traiter. Détendez vos épaules et laissez tomber vos coudes ; les mains doivent perdre leur rigidité tout en gardant leur force.

2 Reculez votre main droite vers vous et d'un bref mouvement de poignet, frappez la peau avec le tranchant de la main en faisant mine de « hacher ».

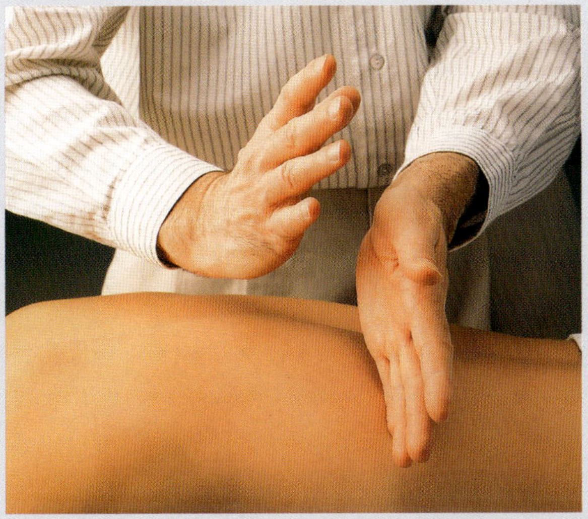

3 Répétez le mouvement une main après l'autre. Avec un peu de pratique, vous l'effectuerez avec aisance et harmonie, les doigts vibrant les uns contre les autres tandis qu'ils rebondissent sur la surface de la peau.

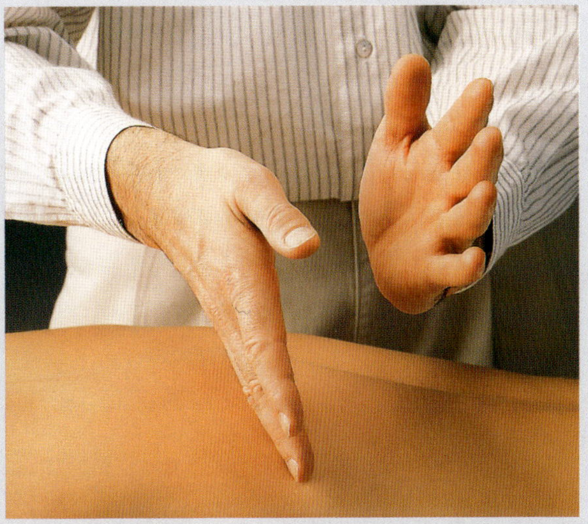

La vibration

Ce son fort semblable à des battements s'obtient en frappant les zones bien rembourrées du corps, par exemple les fesses et les cuisses. C'est un toucher puissant qui agit en profondeur pour stimuler les fibres et les couches musculaires. Il se pratique accompagné du poids du corps.

Rappelez-vous que, pour tous ces mouvements de percussion, l'action part du poignet.

ATTENTION

Veillez à ne pas frapper les zones osseuses car vous risqueriez de blesser ; vous pourriez également ébranler le squelette.

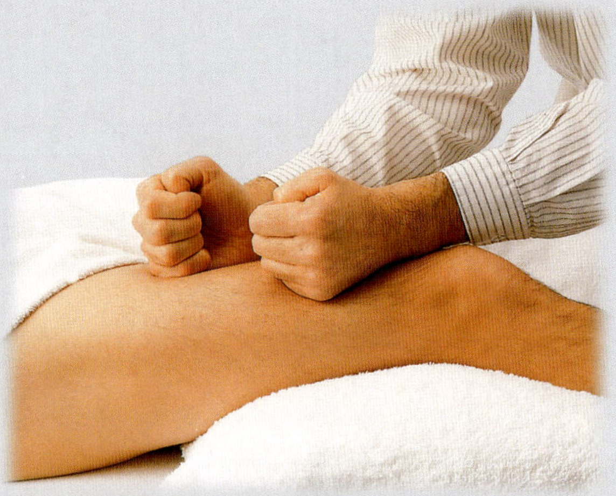

1 **Tenez vos mains parallèles, les poings fermés mais non serrés, les pouces sur le dessus.**

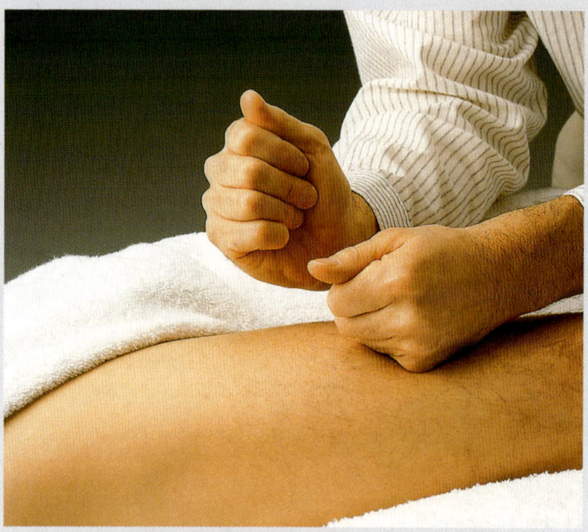

2 **Posez les deux poings délicatement sur la zone à frapper – essayez de commencer par le haut de la cuisse. Tirez le poignet droit en arrière puis frappez la surface du corps en un mouvement descendant.**

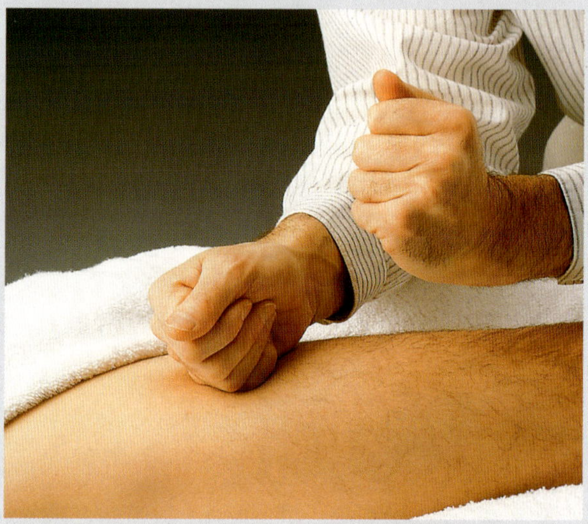

3 **Continuez à frapper en rythme en alternant les mains ; celles-ci doivent être détendues pour rebondir à la fois fermement et légèrement.**

ATTENTION

Les fesses sont parfois le siège de tensions. Commencez en douceur et contrôlez la pression pendant toute la durée du massage pour éviter que votre partenaire ressente une douleur ou une gêne quelconque.

Petits coups

Ces petits coups produisent un son évoquant la pluie torrentielle. Ils stimulent la surface située juste sous la peau et peuvent être appliqués sans risque sur le visage ou d'autres parties du corps jugées sensibles. Ils ont une fonction relaxante et également stimulante car ils déclenchent un mouvement réflexe ; ils sont agréables lorsqu'ils sont pratiqués sur le front et le visage.

Posez délicatement le bout (ou la pulpe) des doigts sur la peau. Commencez par tapoter la peau avec le bout des auriculaires alors que les autres doigts restent en l'air. Puis continuez avec le bout des annulaires, et ainsi de suite jusqu'aux pouces. Au début, il sera peut-être plus facile de tourner vos mains vers l'extérieur, les paumes presque en l'air puis en roulant vos poignets vers l'intérieur à mesure que chaque bout de doigt entre en contact avec la peau. Soulevez vos mains et recommencez. Cette fois-ci, essayez d'exécuter le même mouvement du bout des doigts, un doigt après l'autre sans rouler, le dos des mains vers le haut et les doigts pointés vers le bas. Vous préférerez peut-être commencer avec l'index et ne pas utiliser le pouce. Augmentez la vitesse de vos doigts mais non la pression !

Le tapotement est un mouvement que vous pouvez effectuer sur vous-même pour soulager un mal de tête ou des tensions qui surviennent dans le visage, la tête et le cou après être resté trop longtemps statique ou face à un écran d'ordinateur.

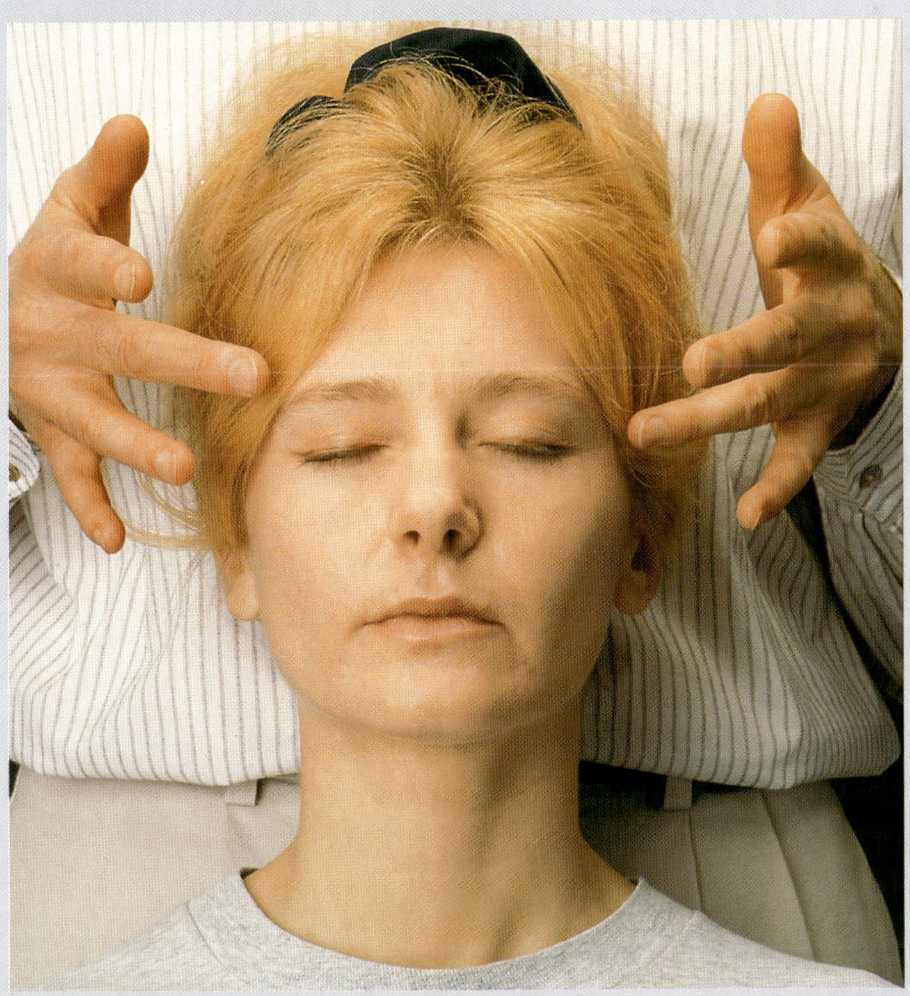

ATTENTION
Lorsque vous tapotez le visage, évitez le contour des yeux, où la peau est fine et fragile.

Le tapotement se révèle très efficace sur les zones sensibles comme le front ou le visage. Les impositions rythmées de la pulpe des doigts stimulent les tissus situés juste sous la peau.

Développer d'autres **techniques**

D'autres techniques peuvent être associées à l'effleurage.

Le fanning nécessite d'avoir les doigts écartés et de caresser doucement votre partenaire en un mouvement apaisant.

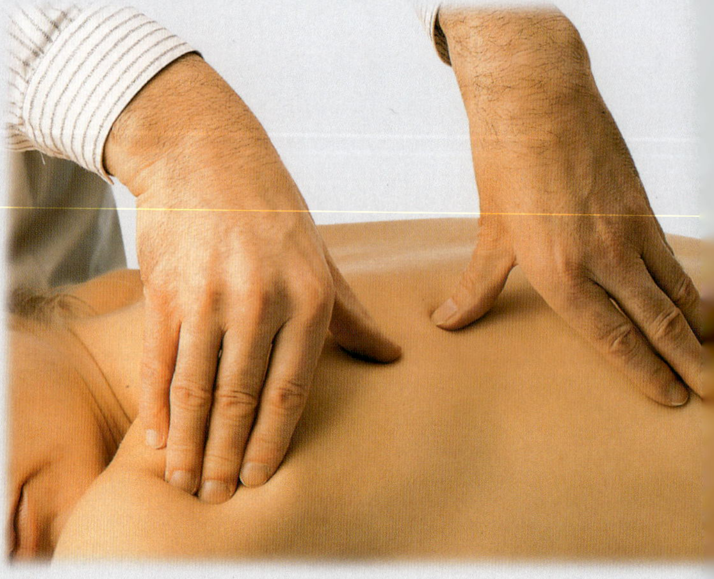

Le fanning

La technique de l'éventail, ou fanning, combine l'effleurage à l'étirement et à la friction. Elle est efficace sur de grandes zones de tissu corporel – le long du dos par exemple, ou de la jambe (en s'arrêtant à l'arrière du genou). Les mouvements des mains sont ceux de l'effleurage, réguliers et répétitifs ; modifiez-les en exerçant une pression des doigts, qui sont écartés et légèrement relâchés, tout en poussant la peau. Faites travailler vos mains en alternance : laissez toujours une main en contact avec la peau tandis que vous soulevez l'autre.

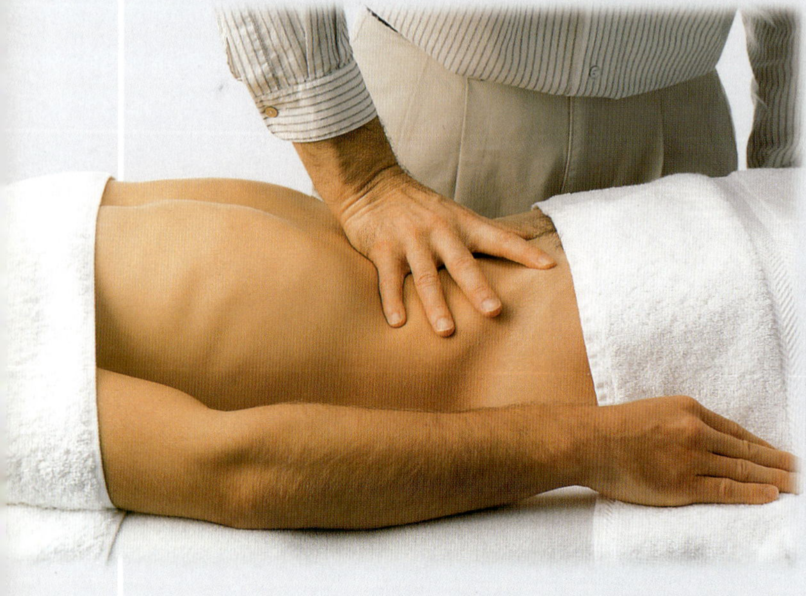

Le roulement des pouces

Cette technique se pratique sur des zones localisées où une rougeur apparue à l'effleurage indique un défaut d'harmonie. Les mains ouvertes, abaissez les pouces afin de marquer la surface de la peau d'un léger creux. Glissez vos pouces l'un vers l'autre en opérant un petit mouvement circulaire, puis inversez le mouvement et répétez si nécessaire.

Pressez les pouces en alternance, en tournant et en poussant pour pénétrer plus profondément les fibres musculaires et détendre les zones de peau trop tendues.

Le roulement des pouces consiste à exercer une pression des pouces sur les tissus de votre partenaire et à les déplacer l'un vers l'autre en opérant un mouvement circulaire.

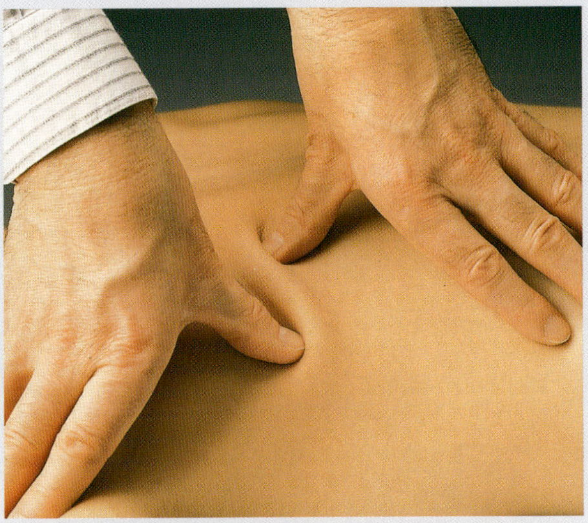

Une rougeur provoquée à l'effleurage indique souvent un défaut d'harmonie qui peut être traité en appuyant avec le pouce sur des points spécifiques.

Ce type de massage s'applique surtout sur le haut du dos et les muscles des mollets. Debout, à côté de votre partenaire, suivez le contour de l'omoplate en remontant votre main vers l'épaule pour augmenter la stimulation et la circulation à l'intérieur et sous la structure squelettique. Puis placez-vous à la tête de votre partenaire et massez les épaules avec les pouces à partir du haut de la zone musculaire des épaules, où la tension a souvent tendance à s'accumuler.

Pour l'arrière des mollets, tracez une ligne de la zone du talon d'Achille jusqu'à l'arrière du genou (mais sans presser sur cette zone de tissu mou) en tournant et en appuyant le pouce dans un mouvement qui remonte jusqu'au cœur. Tracez trois lignes : une centrale, une intermédiaire et une latérale. Les deux derniers tracés glissent jusqu'à la fin du muscle situé avant l'arrière du genou afin d'activer le flux veineux et l'élimination des toxines des fibres musculaires.

Le jostling

Le jostling (ou « secouement »), aide à la relaxation du muscle et encourage le corps à relâcher sa tension. Saisissez le muscle à son point d'origine et secouez-le doucement en remontant jusqu'au point d'insertion.

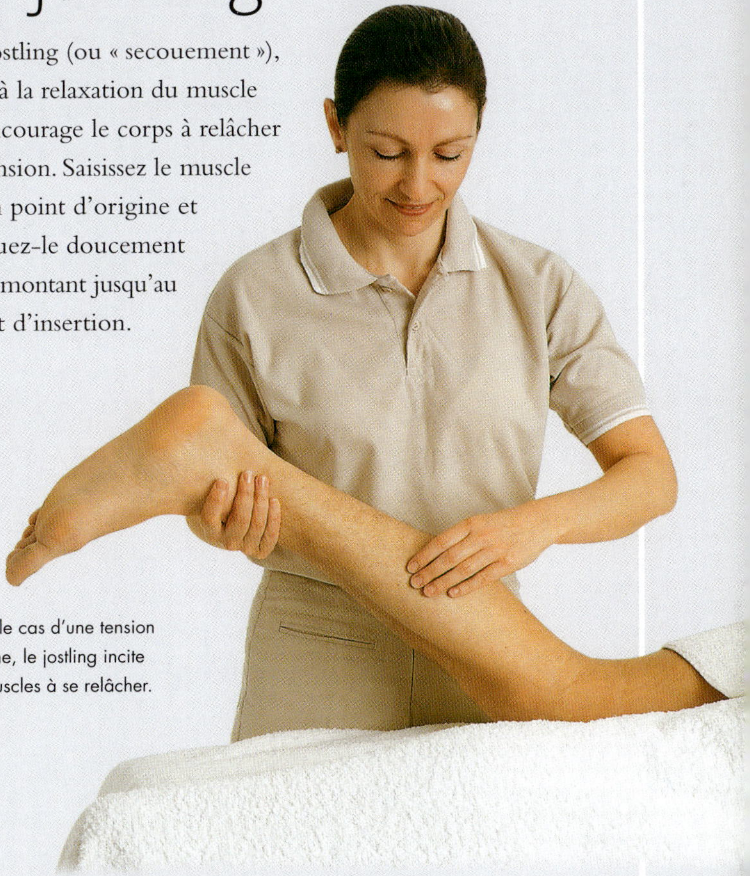

Dans le cas d'une tension externe, le jostling incite les muscles à se relâcher.

La pression des poings (fisting)

Cette technique utilise le poing pour exercer une pression du dos de la main. Les doigts repliés dans les paumes et orientés vers vous, ployez les poignets et roulez les poings sur la peau, en exerçant une pression. Les deux poings chacun à 4 cm de la colonne, effectuez un long mouvement descendant jusqu'au milieu du dos pour étirer et décrivez de petits mouvements circulaires profonds sur les zones adipeuses.

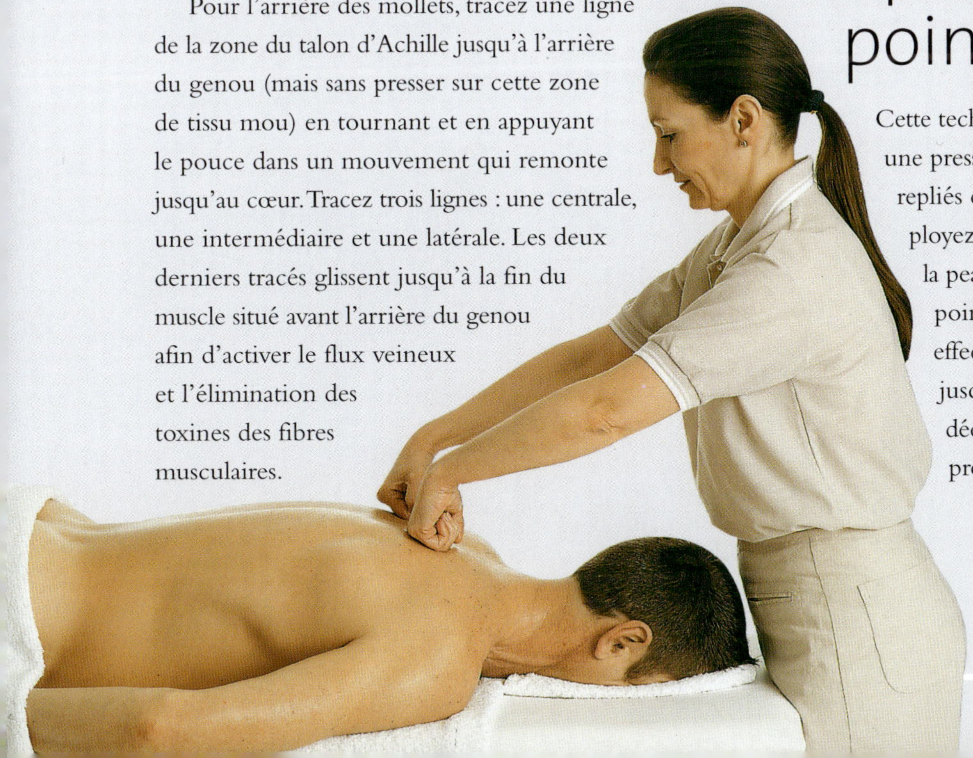

Le fisting utilise le dos des poings serrés pour exercer une pression prononcée sur les zones adipeuses.

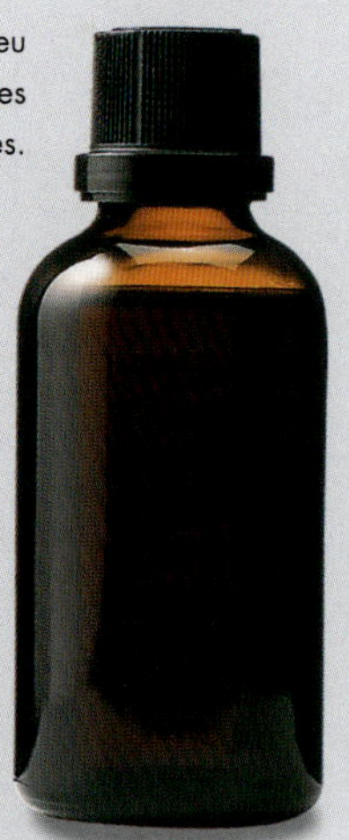

Conservez les huiles dans un lieu frais et sombre. Les bouteilles en verre colorées sont idéales.

Le **stockage** des huiles

Les huiles supports doivent être conservées dans des récipients hermétiques et les huiles essentielles dans des bouteilles en verre foncé car leurs composants peuvent attaquer le plastique. Les huiles étant volatiles, il convient de les stocker à l'abri du soleil ; dans un lieu chaud et humide, elles peuvent rancir.

Conservées à trop basse température ou au réfrigérateur, les huiles peuvent se figer. Si cela se produit, il suffit de les laisser à température ambiante avant de les appliquer ; elles reviendront rapidement à leur état liquide. Même si une huile provenant du réfrigérateur est plus épaisse, avec une consistance et une capacité d'absorption différentes, son utilisation ne présente aucun danger. Chauffez-la dans vos mains avant usage.

Vérifiez que le récipient est bien fermé car les huiles supports s'oxydent à l'air libre et les huiles essentielles s'évaporent aisément. Notez sur la bouteille la date d'achat ou, mieux encore, la date de péremption s'il y en a une, car les huiles ont une durée de vie limitée. La fraîcheur de la plupart des huiles supports est facile à vérifier : si leur aspect est sombre ou trouble, ou si elles ont une odeur rance, ne les utilisez pas, elles sont périmées.

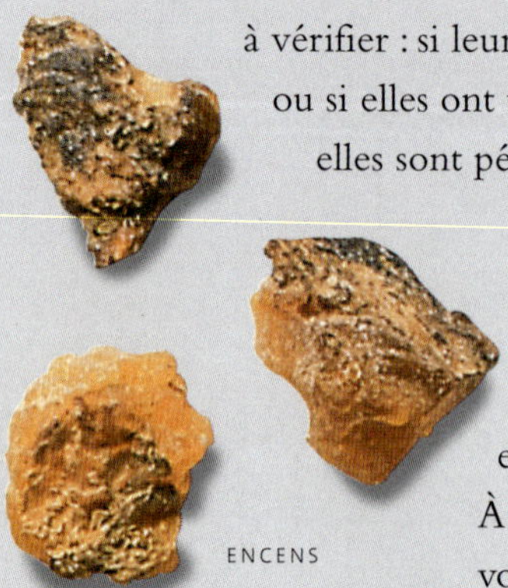

ENCENS

La plupart des huiles essentielles d'agrumes ont une durée de vie de six mois et les huiles essentielles plus capiteuses, telles que myrrhe et encens, se conservent deux ans. À cause du risque d'altération, achetez vos huiles chez un détaillant réputé.

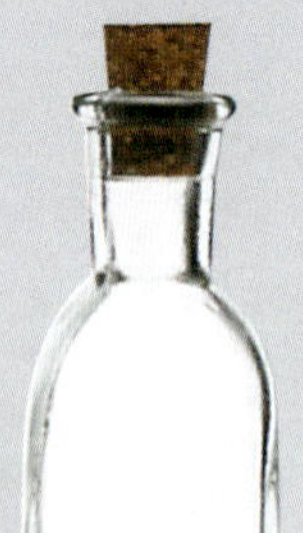

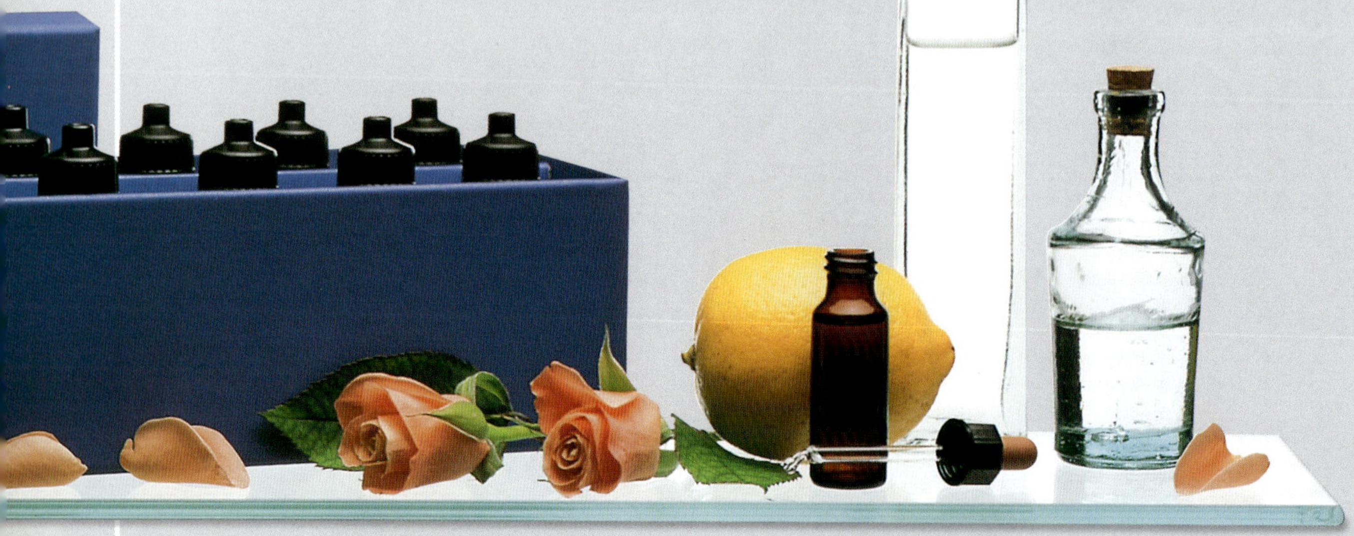

Pour avoir des huiles essentielles naturelles et non synthétiques, concentrées et inaltérées, achetez-les chez un fournisseur qui a pignon sur rue.

Les huiles supports

Les huiles essentielles se dissolvent dans les graisses, les huiles et l'alcool pur mais non dans l'eau. Il n'est donc possible de les diluer que dans une huile support (ou huile de base). Utilisez des huiles supports végétales et NON minérales. Les huiles pour bébé s'absorbent mal et renferment parfois du benzol. Pour prolonger la durée de vie, ajoutez de la vitamine E ou de l'huile de germe de blé, mais un grand volume d'huile support deviendra rance, même avec ce traitement.

Sécurité

Rangez ces huiles hors de portée des enfants, dans des placards fermés à clef, comme les médicaments. Si un enfant ingère de l'huile, donnez-lui du pain sec et du lait pour l'absorber et emmenez-le chez votre médecin si des diarrhées ou des vomissements s'ensuivent. S'il en a avalé une grande quantité, contactez le service des urgences de l'hôpital le plus proche de votre domicile, ou le centre antipoison.

ATTENTION

Les huiles sont inflammables – stockez-les loin d'un feu, d'une cheminée ou d'un poêle.

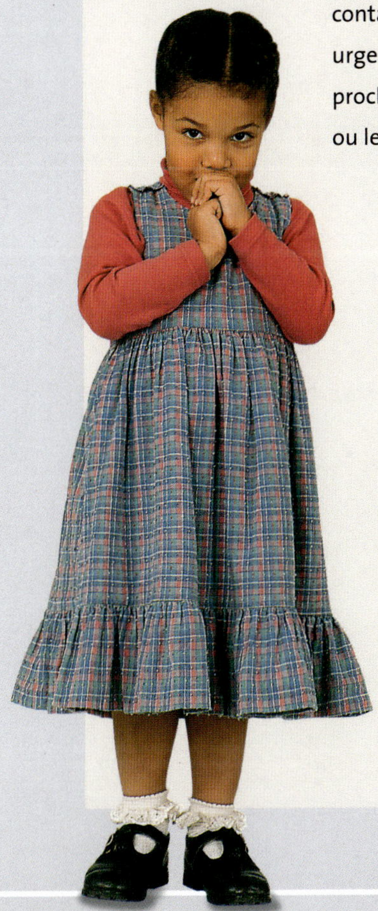

Les enfants sont souvent attirés par les senteurs des huiles essentielles ; c'est pourquoi elles doivent absolument être rangées hors de leur portée.

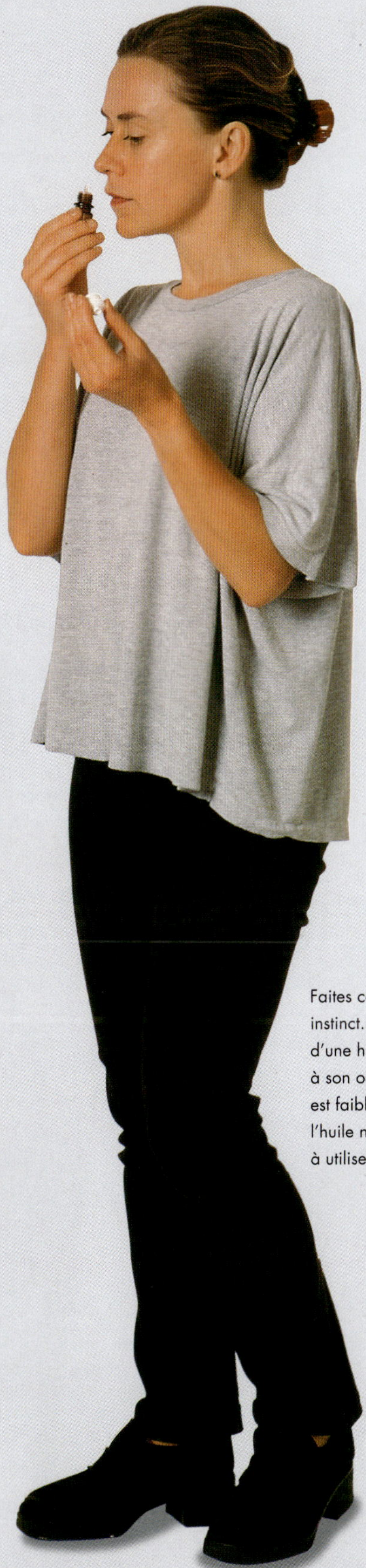

Faites confiance à votre instinct. La validité d'une huile se teste à son odeur : si celle-ci est faible ou inexistante, l'huile n'est plus bonne à utiliser.

L'automassage

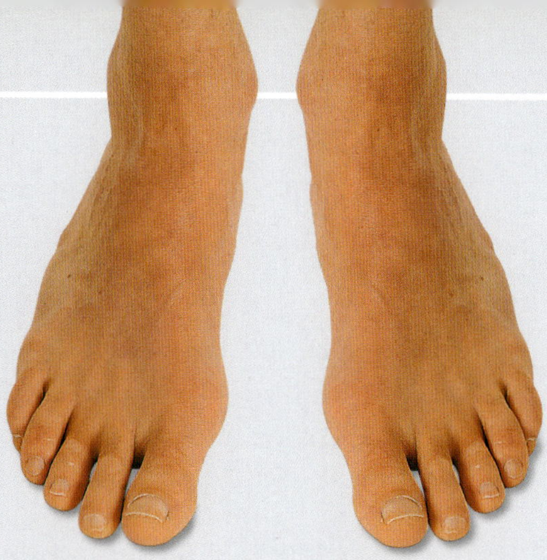

Aujourd'hui, beaucoup choisissent de vivre seuls. Si tel est votre cas, ne pensez pas pour autant que le massage n'est pas fait pour vous. Vous serez étonné de découvrir toutes les parties du corps que vous pouvez atteindre et de savoir à quel point l'automassage peut renforcer l'assurance ou stimuler le système immunitaire.

Pour l'avoir souvent pratiqué, la majorité d'entre nous connaissent l'efficacité et les vertus du massage des pieds. C'est un geste que l'on fait naturellement dès que les pieds sont douloureux.

LES SOINS DES PIEDS

Vos pieds vous soutiennent toute la journée ; ils sont malmenés par des chaussures, soumis aux pressions et aux contraintes de la vie quotidienne. Les remerciez-vous souvent, et comment les remerciez-vous ? Les pieds sont au corps ce que les fondations sont à une maison ; si celles-ci ont été mal construites, la maison finira par s'écrouler.

Si la voûte plantaire ne joue pas son rôle d'amortisseur, vous risquez de souffrir de maux de tête et d'une lombalgie. Surveillez la peau de vos pieds – une peau sèche, non traitée, favorise l'apparition de crevasses qui sont la source d'infections. Les pieds froids témoignent d'une mauvaise circulation et peuvent être le siège de crampes et/ou d'engelures. Si vous n'avez pas le temps de masser vos pieds, visualisez-les dans une piscine d'eau bleu-vert apaisante pour les débarrasser de leurs maux. Si vous avez le temps, associez le massage du pied à cette visualisation.

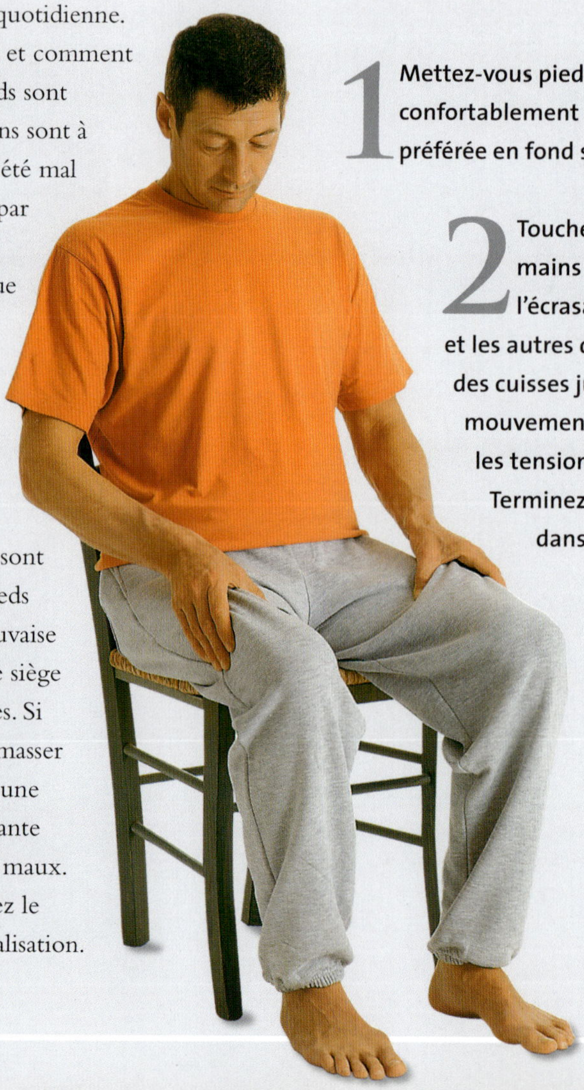

LE MASSAGE DU PIED

Si votre journée a été fatigante, pratiquez ce bref massage des pieds pour retrouver votre punch.

1 **Mettez-vous pieds nus. Asseyez-vous confortablement et mettez votre musique préférée en fond sonore.**

2 **Touchez-vous les cuisses avec les mains ouvertes. Enfoncez la chair en l'écrasant légèrement entre le pouce et les autres doigts ; travaillez du haut des cuisses jusqu'aux genoux. Répétez ce mouvement plusieurs fois, vous sentirez les tensions se résorber petit à petit. Terminez en exécutant un glissement dans la même direction.**

PIEDS
Reportez-vous aussi au chapitre consacré au massage complet du corps.

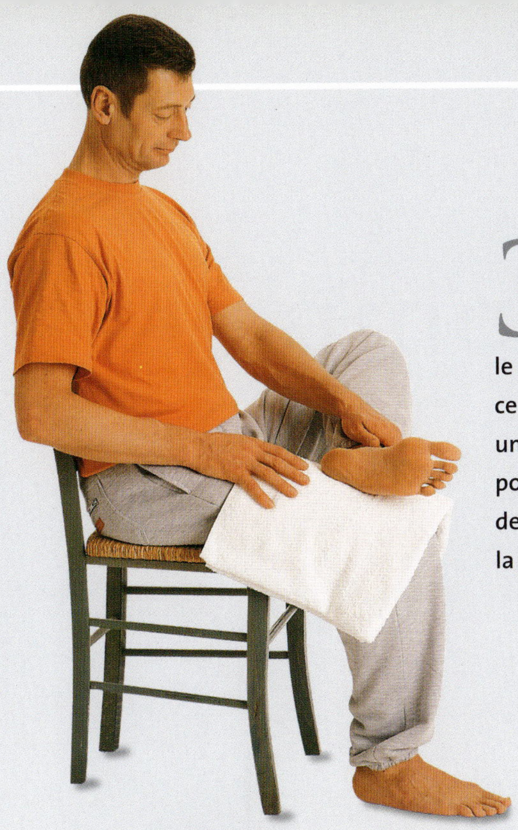

3 Posez une serviette sur votre cuisse ou, si vous êtes assis par terre, devant vous. En partant de la position assise, posez un de vos pieds sur le genou opposé. Par terre, asseyez-vous en tailleur, ce sera plus confortable. Appliquez sur votre pied un mélange d'huiles essentielles de menthe poivrée et d'amande douce ou de beurre de cacao si vous avez la peau très sèche.

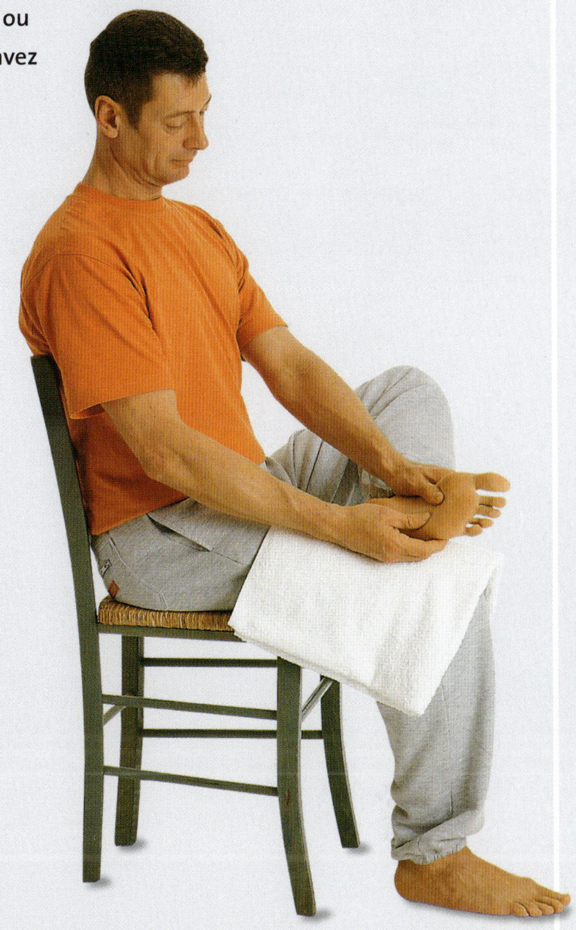

4 Tenez fermement votre pied et, avec les deux mains, commencez à masser la plante, du centre vers les bords. Il est plus facile d'exercer une pression avec les pouces. Étirez longuement votre pied.

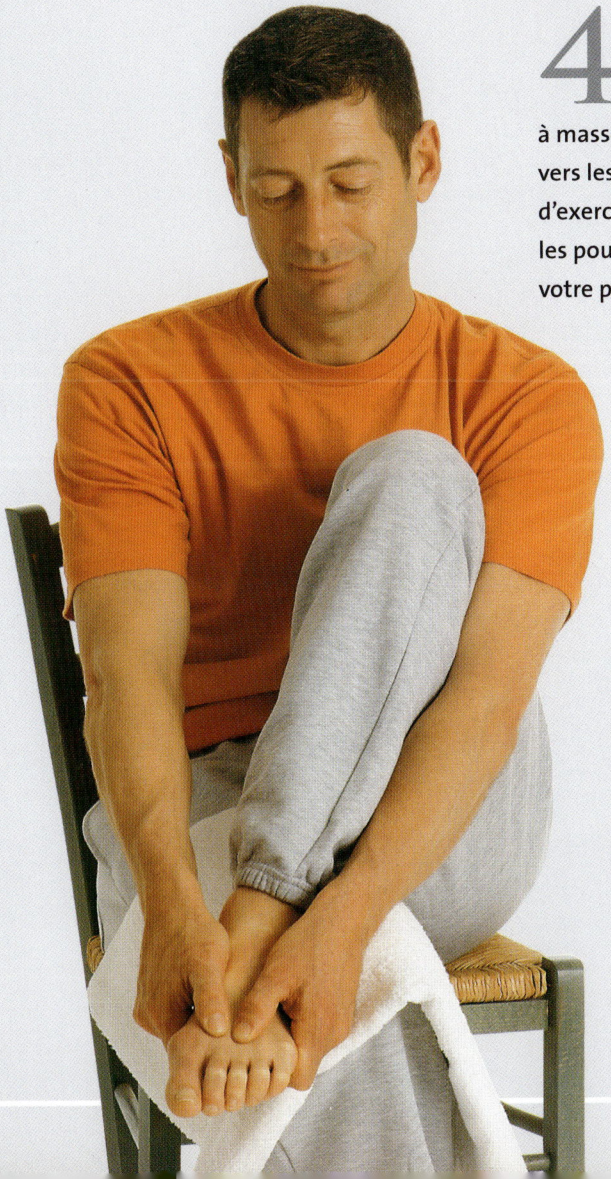

5 Massez-vous les chevilles en décrivant des cercles. Faites-les tourner délicatement deux ou trois fois, dans un sens puis dans l'autre.

6 Avec les pouces, massez le dessus des pieds, de la cheville vers les orteils, pressez le long de chaque sillon entre les tendons puis remontez des orteils jusqu'à la cheville pour drainer le tissu lymphatique.

7 Tenez-vous le pied pendant un moment, remerciez-vous et remerciez vos pieds de vous avoir porté toute la journée.

Le massage corporel **complet**

Vous pouvez très bien vous appliquer un massage corporel complet. Pour cela, il vous faut une chaise à assise ferme et à dossier droit. Prenez le temps de créer une ambiance propice, feutrée, avec un éclairage et une musique agréables, et choisissez un moment où vous ne risquez pas d'être dérangé.

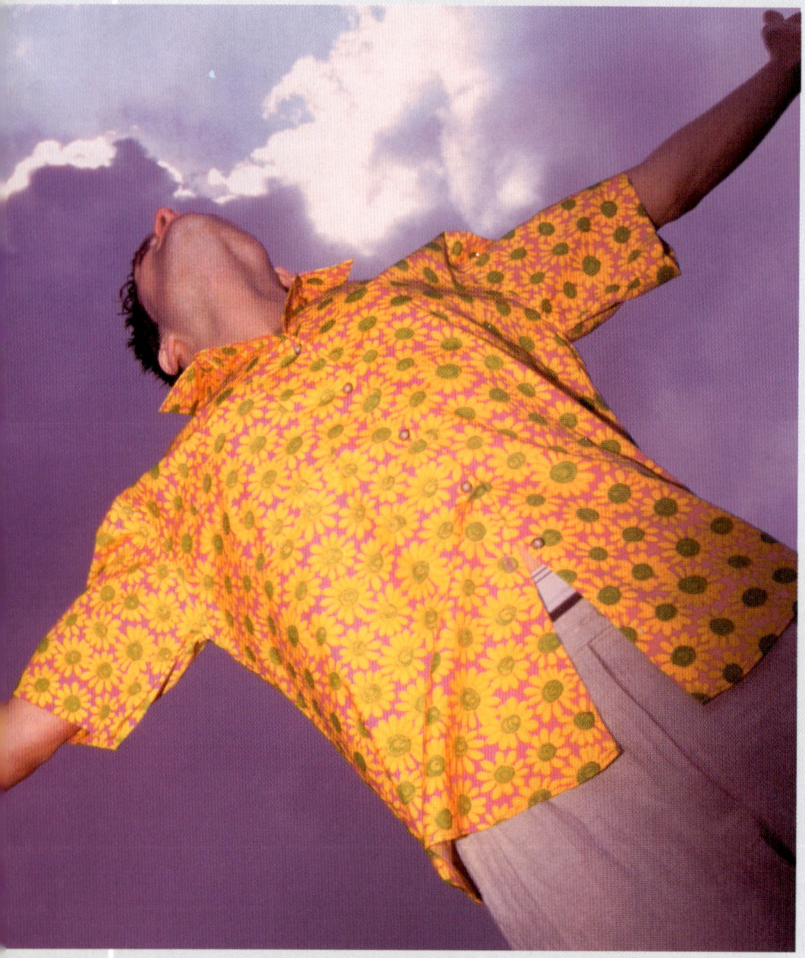

C'est une expérience étonnement vivifiante que de se donner un massage corporel complet.

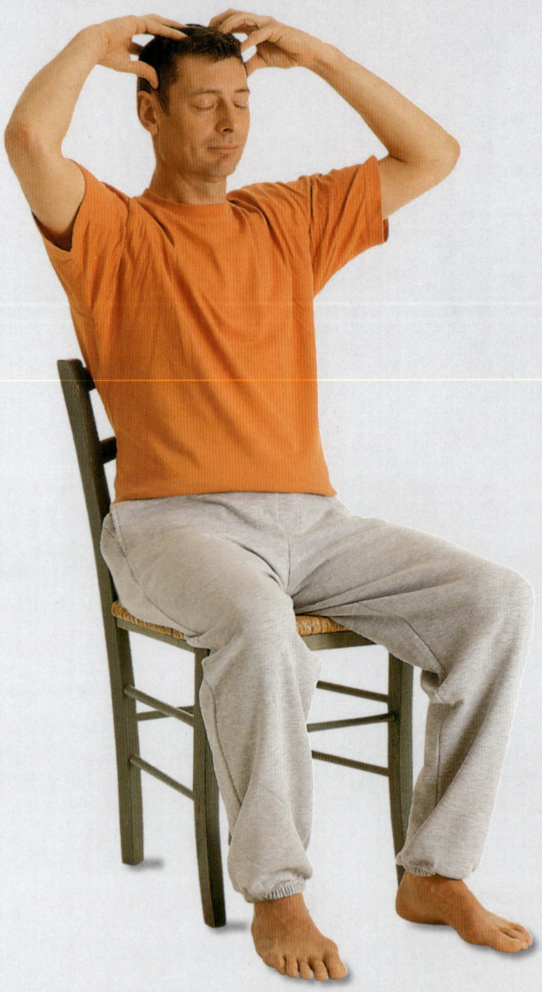

1 Caressez votre cuir chevelu avec la pulpe des doigts – les pouces sont orientés vers le bas. Faites tourner vos pouces, vous verrez que le bout de vos doigts se met également à tourner. Pratiquez ce mouvement à la circonférence, puis laissez descendre vos doigts derrière la tête (vos pouces se trouvent maintenant sur votre nuque) et décrivez de grands cercles avec vos doigts. Puis, doucement et sans exercer de pression sur les tissus mous et la structure de votre cou, posez vos paumes de chaque côté de votre tête, le bout des doigts orienté vers l'arrière, et faites tourner celles-ci.

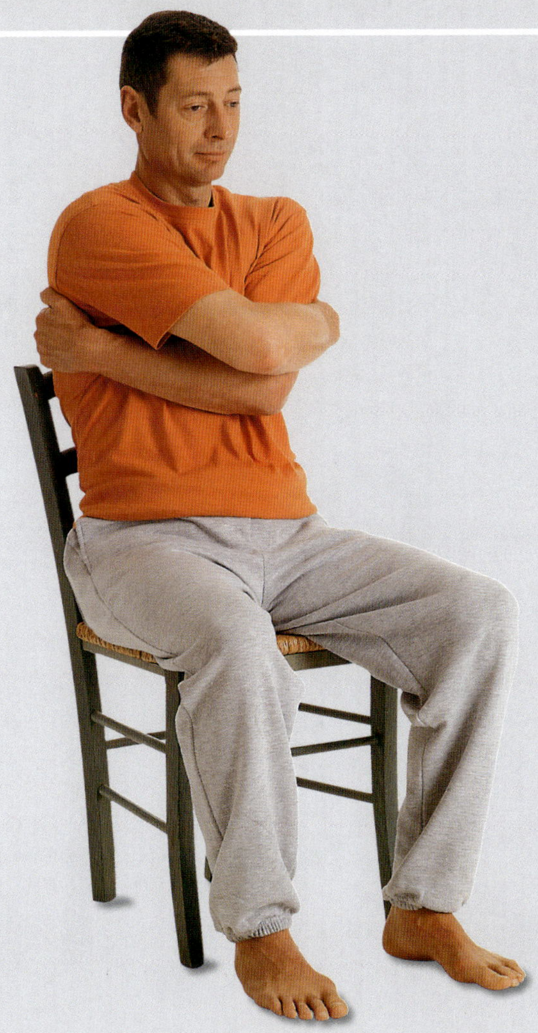

4 Ouvrez la main gauche, détendez-vous et, avec votre pouce droit, massez doucement votre paume en décrivant des cercles. En soutenant vos doigts avec la main droite, massez les trois phalanges de chaque doigt, pouce compris. Étirez délicatement chaque doigt. Répétez ce massage sur la main droite. Exercez une légère traction pour stimuler le flux sanguin.

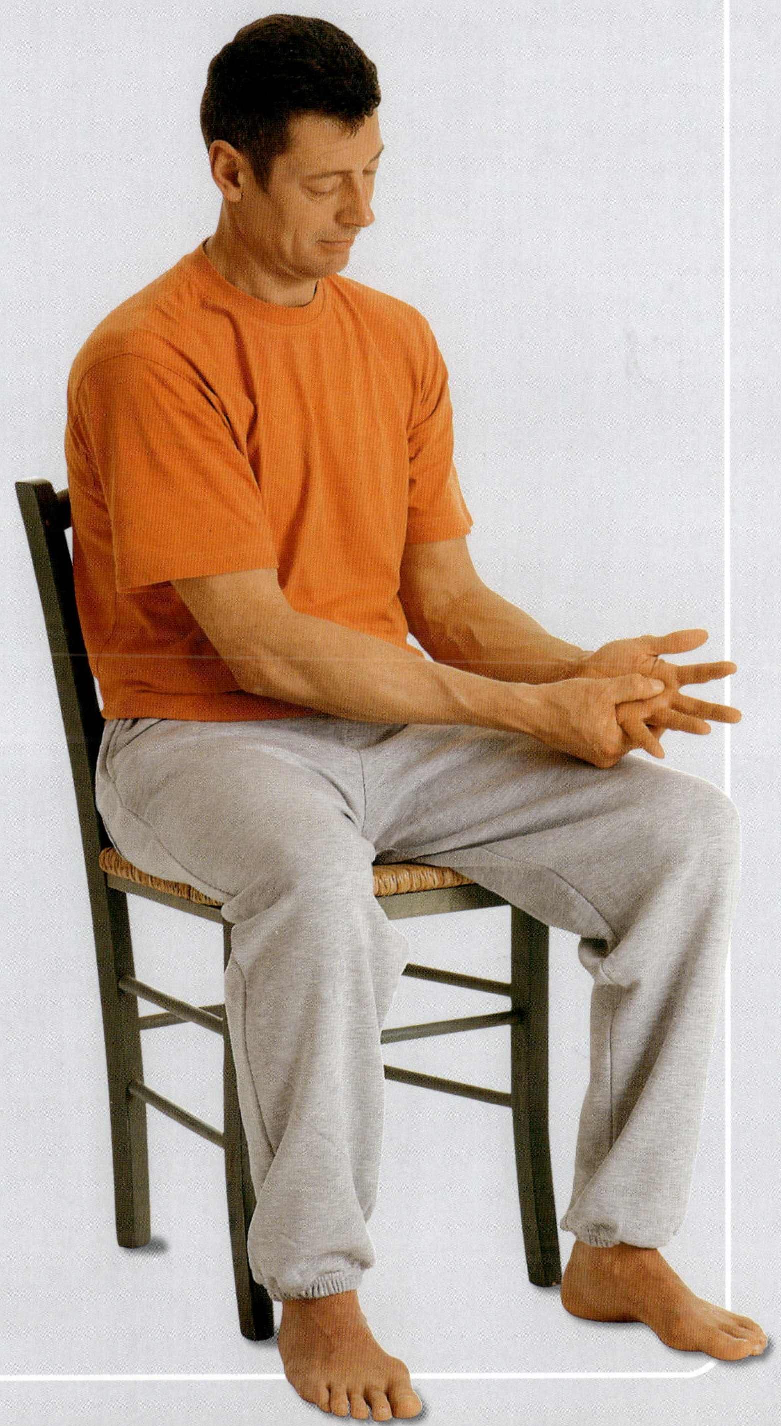

2 Passez maintenant aux épaules en suivant les contours de votre corps à partir du cou. Travaillez de haut en bas en pressant fermement la pulpe de vos doigts et toujours en exécutant un petit mouvement circulaire. Pressez et pincez toute la surface des épaules. Puis croisez les bras et étreignez-vous – vous méritez d'être aimé.

3 Étreignez vos épaules en descendant jusqu'en haut des bras. Répétez ce geste plusieurs fois, vous sentirez s'évanouir la tension et les douleurs musculaires. Continuez jusqu'au poignet en saisissant la chair puis en laissant glisser votre paume. Décrivez un cercle autour de votre coude gauche avec le pouce. Faites de même autour du coude droit.

5 Croisez les bras et pianotez sur vos épaules avec le bout de vos doigts. Puis tapotez votre cuir chevelu et aussi votre front de la pulpe des doigts, de bas en haut, puis en rond. Ces gestes, qui exercent un effet stimulant sur le cerveau, préparent à l'action.

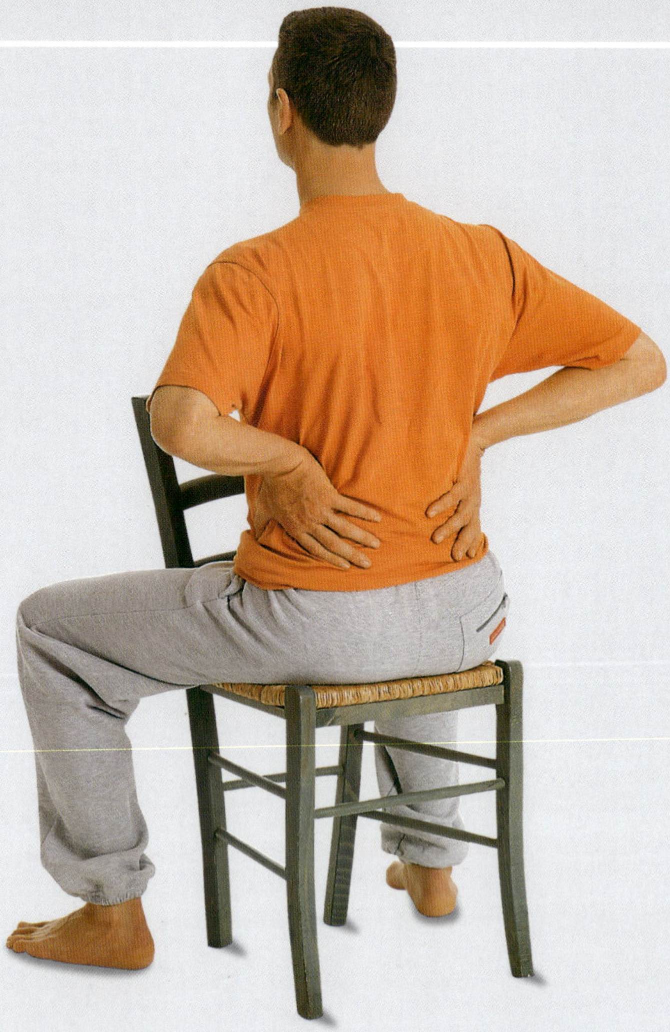

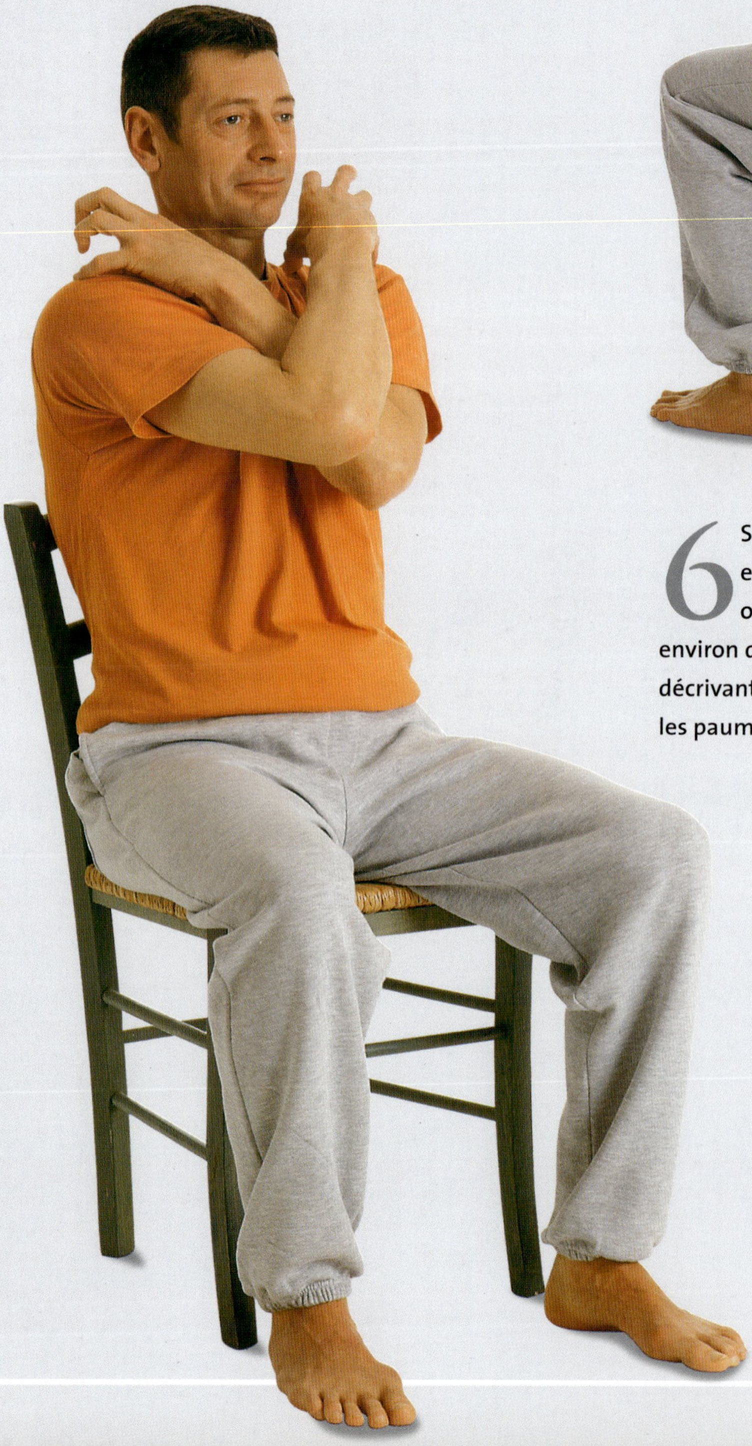

6 Si vous avez le temps, caressez-vous le dos en plaçant vos pouces sur vos flancs, les doigts orientés vers la colonne vertébrale, à 3 cm environ de celle-ci. Massez la région lombaire en décrivant de grands mouvements circulaires avec les paumes.

7 Les mains ouvertes, les pouces vers l'intérieur et les autres doigts vers l'extérieur, massez vos cuisses en soulevant, en tirant, en pressant et en pinçant la chair. Descendez ainsi jusqu'aux genoux ; répétez ce massage trois fois.

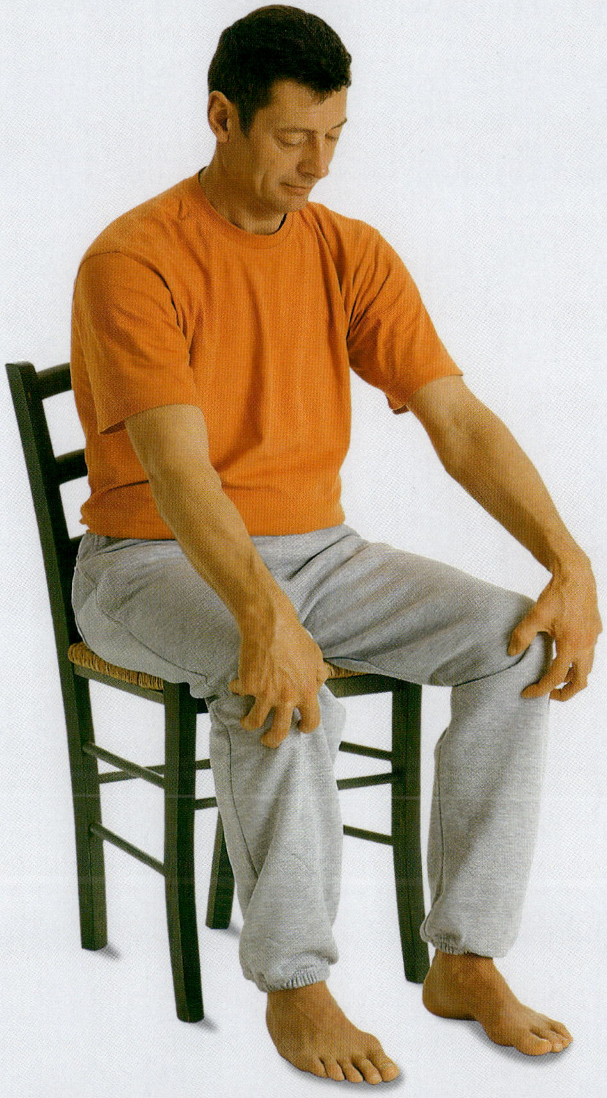

8 Tenez vos genoux dans la paume de vos mains et massez-les doucement en décrivant des mouvements circulaires avec vos doigts ; commencez sous la rotule, remontez par l'extérieur et redescendez par l'intérieur ; le toucher doit être léger. Si cela ne vous est pas déconseillé, ramenez vos genoux l'un après l'autre vers votre poitrine avec vos mains pour étirer les muscles des cuisses.

9 Couvrez le grand muscle du mollet gauche du creux de votre main droite et pressez-le. Frappez le tibia et tenez votre pied pendant un moment en le massant doucement, sans oublier les orteils. Lâchez votre jambe et étirez vos mollets en poussant le talon vers le bas puis en le relâchant, en pointant vos orteils vers le bas et en les relâchant. Pour terminer, faites tourner votre cheville. Procédez à l'identique pour la jambe droite.

L'ENRACINEMENT

Lorsque vous avez terminé, tapotez votre cuir chevelu pour stimuler les récepteurs du cerveau. Mettez-vous debout et frottez-vous de bas en haut pour vous enraciner. Vous êtes à nouveau prêt à affronter le monde !

Si vous ne pouvez pas vous rendre chez un thérapeute professionnel, un automassage de la tête aux pieds vous fera un bien extrême.

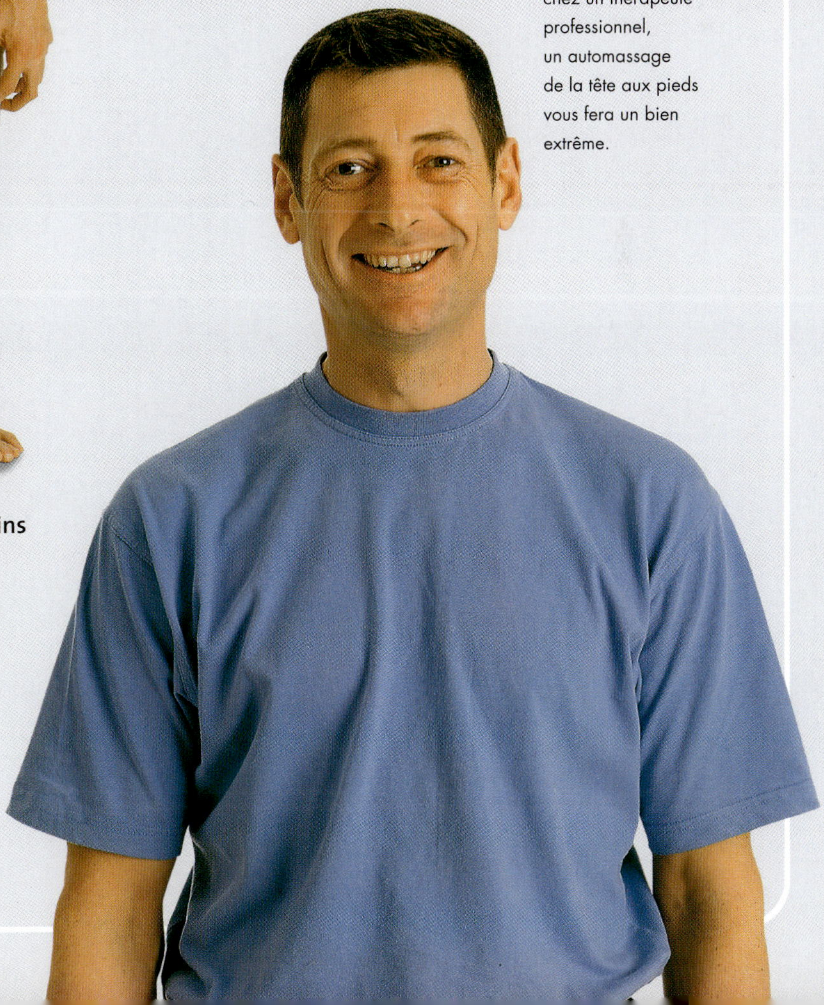

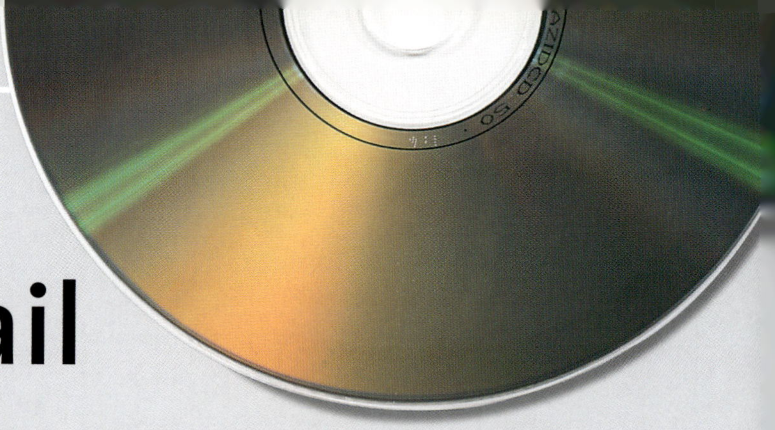

Masser au **travail**

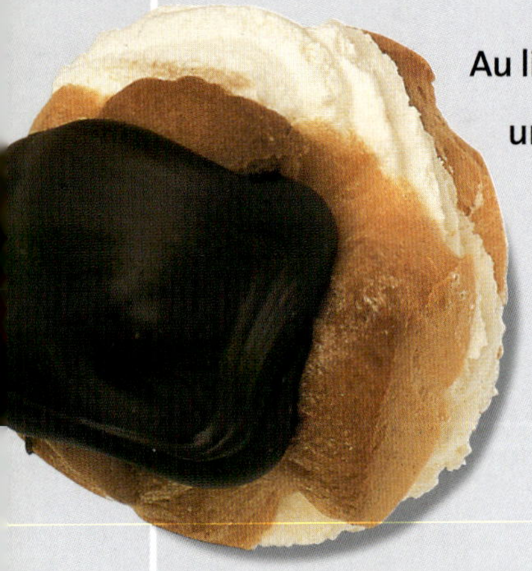

Au lieu de vous arrêter de travailler pour la pause-café, accordez-vous un automassage – ou bien demandez à un collègue de vous masser (ou proposez-lui un massage). Un simple toucher d'épaule de 5 minutes suffit à libérer les tensions et à mettre en forme.

Nos emplois du temps surchargés nous font courir ; nos muscles sont tendus et nous respirons trop vite, restreignant ainsi nos flux naturels d'énergie.

Manger des gâteaux pendant la journée de travail modifie le taux de sucre sanguin.

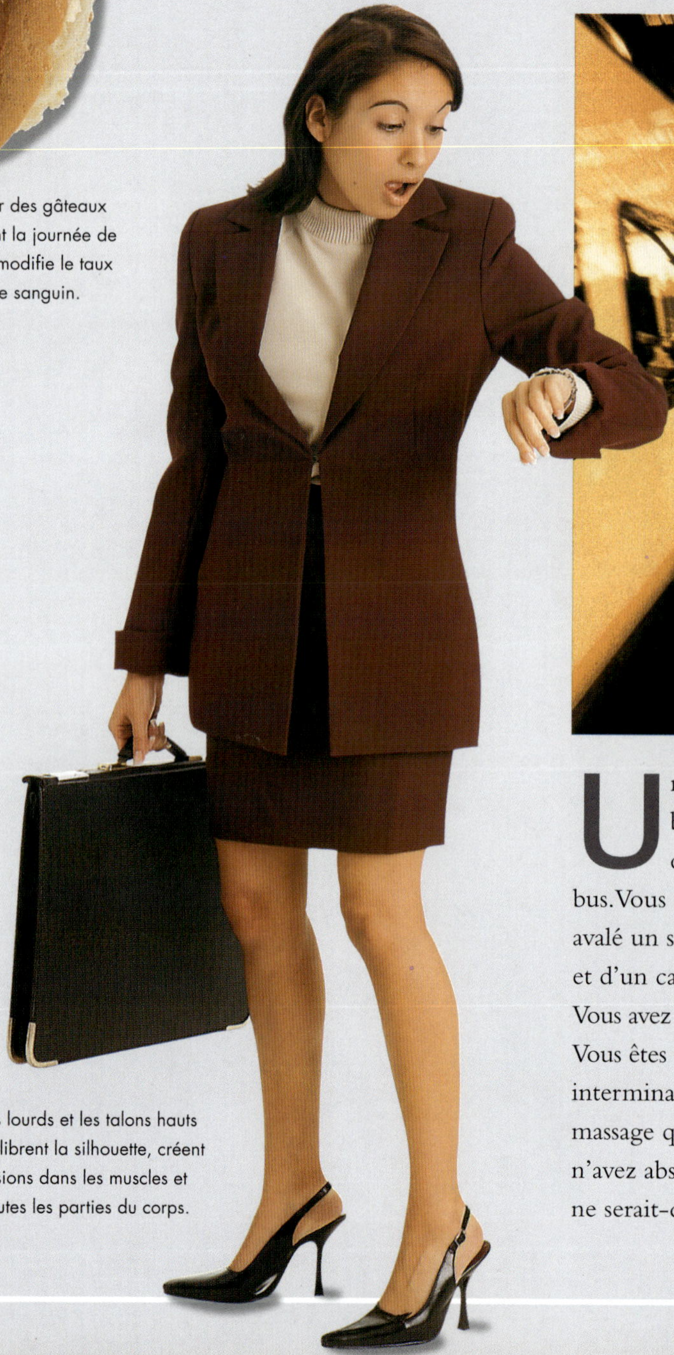

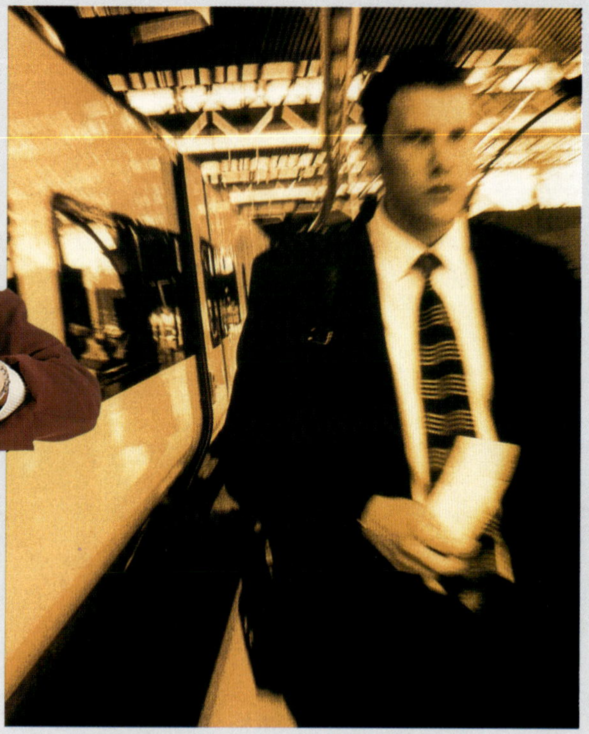

Les sacs lourds et les talons hauts déséquilibrent la silhouette, créent des tensions dans les muscles et dans toutes les parties du corps.

Un jour comme les autres : le trajet jusqu'au bureau a été mouvementé. Il y avait une telle circulation que vous avez cru manquer votre bus. Vous n'avez pas pris de petit déjeuner, vous avez avalé un sandwich au déjeuner, suivi d'une pâtisserie et d'un café – rien de tel pour soigner ses bourrelets ! Vous avez plusieurs rendez-vous et des dossiers à rendre. Vous êtes tout sourire, les conversations vous paraissent interminables. Vous auriez terriblement besoin de ce massage qui vous ferait un bien fou mais voilà, vous n'avez absolument pas le temps de vous échapper, ne serait-ce qu'une heure.

Alors, quelle est la solution ? La plus sage consiste à consacrer votre pause-déjeuner au massage. Ce n'est pas compliqué. Inutile de vous déshabiller, ôtez votre veste ou votre pull-over s'il est épais. Fermez la porte de votre bureau et demandez à ne pas être dérangé. Mettez de la musique douce – pas votre groupe de rock préféré – ou, mieux encore, cette cassette de relaxation que vous n'avez pas encore eu le temps d'écouter. Tamisez l'éclairage ou baissez les stores pour vous couper le plus possible du monde et suivez les instructions du massage corporel intégral.

Pour ces séances de massage au travail, essayez de convaincre un(e) de vos collègues de se joindre à vous et massez-vous mutuellement le dos.

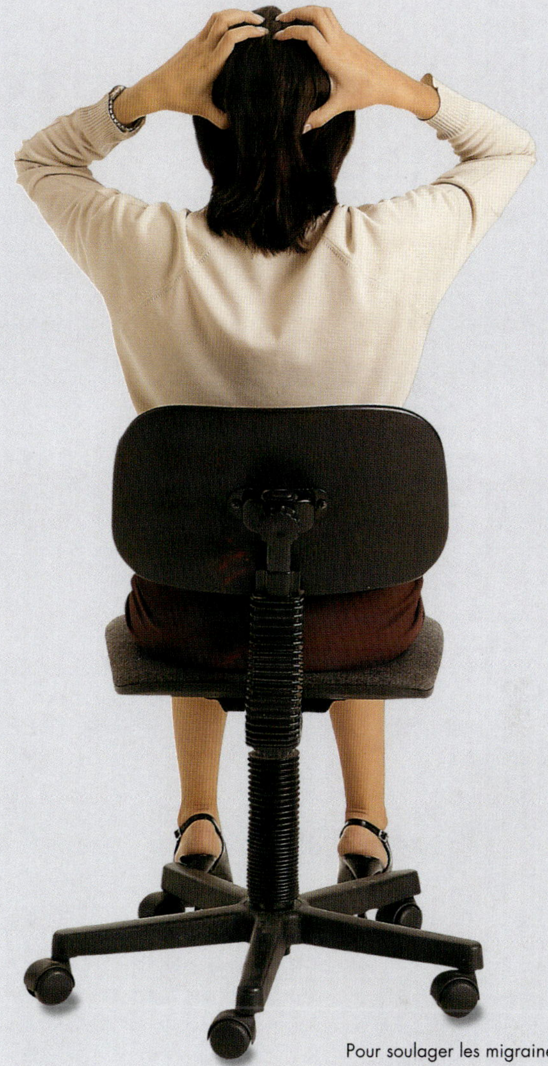

Pour soulager les migraines dues au travail intense, exercez une légère pression des doigts sur votre cuir chevelu ou tapotez-vous le visage.

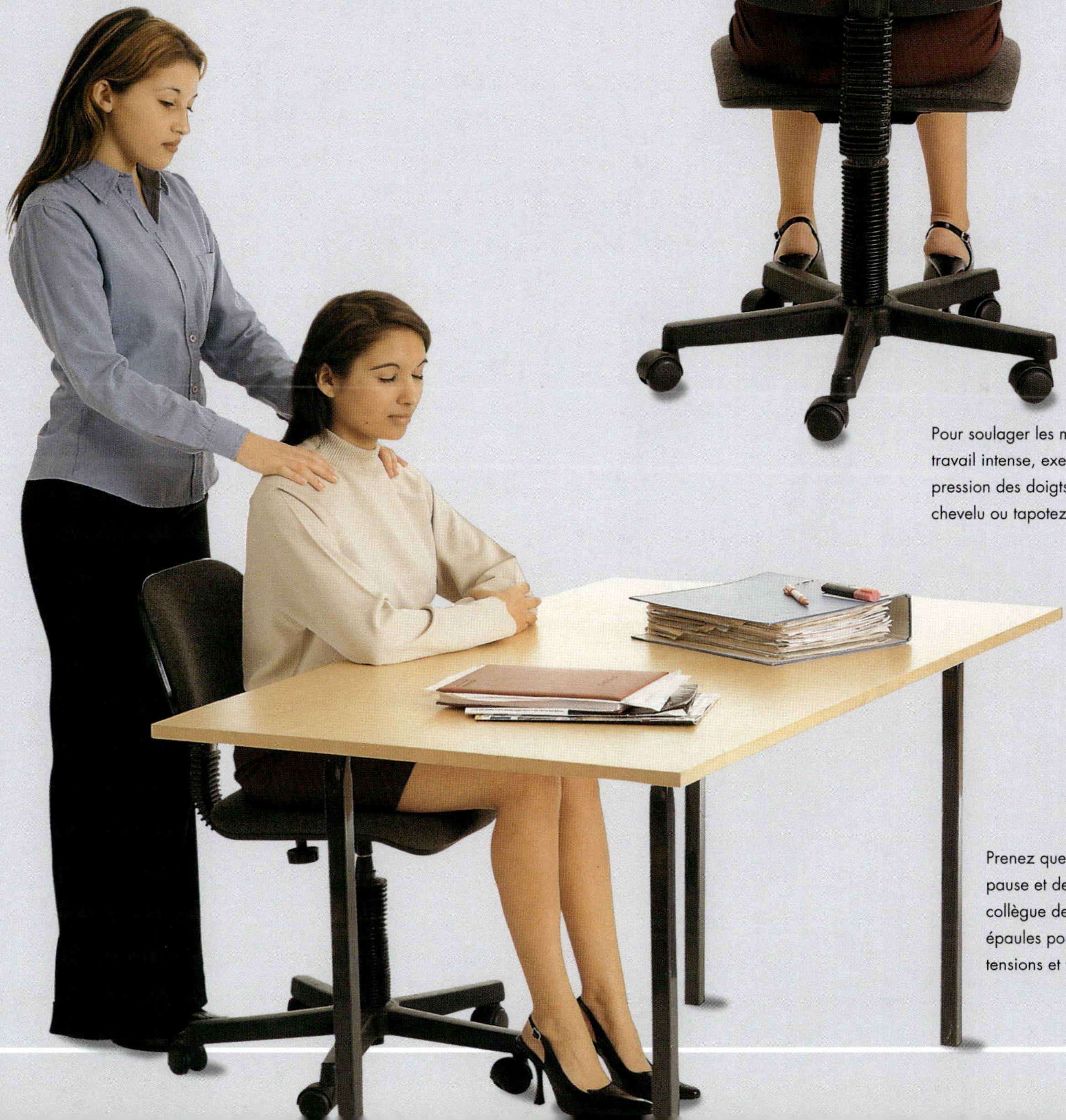

Prenez quelques minutes de pause et demandez à un(e) collègue de vous masser les épaules pour éliminer les tensions et vous dynamiser.

Le massage **sensuel**

La pratique d'un massage sensuel, pour lequel il faut à la fois toucher, partager, donner et recevoir, est une expérience enrichissante pour les deux partenaires concernés. Les caresses plus douces et un contact prolongé typiques de ce style de massage confèrent une sensation de bien-être et d'abandon total.

N'oubliez pas les zones telles que les coudes ou les oreilles qui ont rarement l'occasion d'être touchées. Lorsque vous massez le cou, zone qui concentre souvent un maximum de tensions, procédez par de longues caresses en partant des épaules ; les mains glissent sur le cou, puis sur les oreilles, la tête et le visage.

La sensualité est une histoire de confiance. Si vous parvenez à vous libérer de vos inhibitions, vous donnerez et recevrez des massages plus sensuels. Massez puis faites-vous masser car vous aurez tous deux besoin de vous détendre et de chasser vos angoisses. Pensez à communiquer pendant le massage, dites à votre partenaire si son toucher est plaisant ou s'il est trop insistant. Des mouvements trop prononcés sont parfois douloureux ou désagréables. À l'inverse, s'ils sont trop légers, la personne risque de s'endormir. L'important est de varier l'intensité des caresses et de trouver ce qui plaît le mieux à votre partenaire.

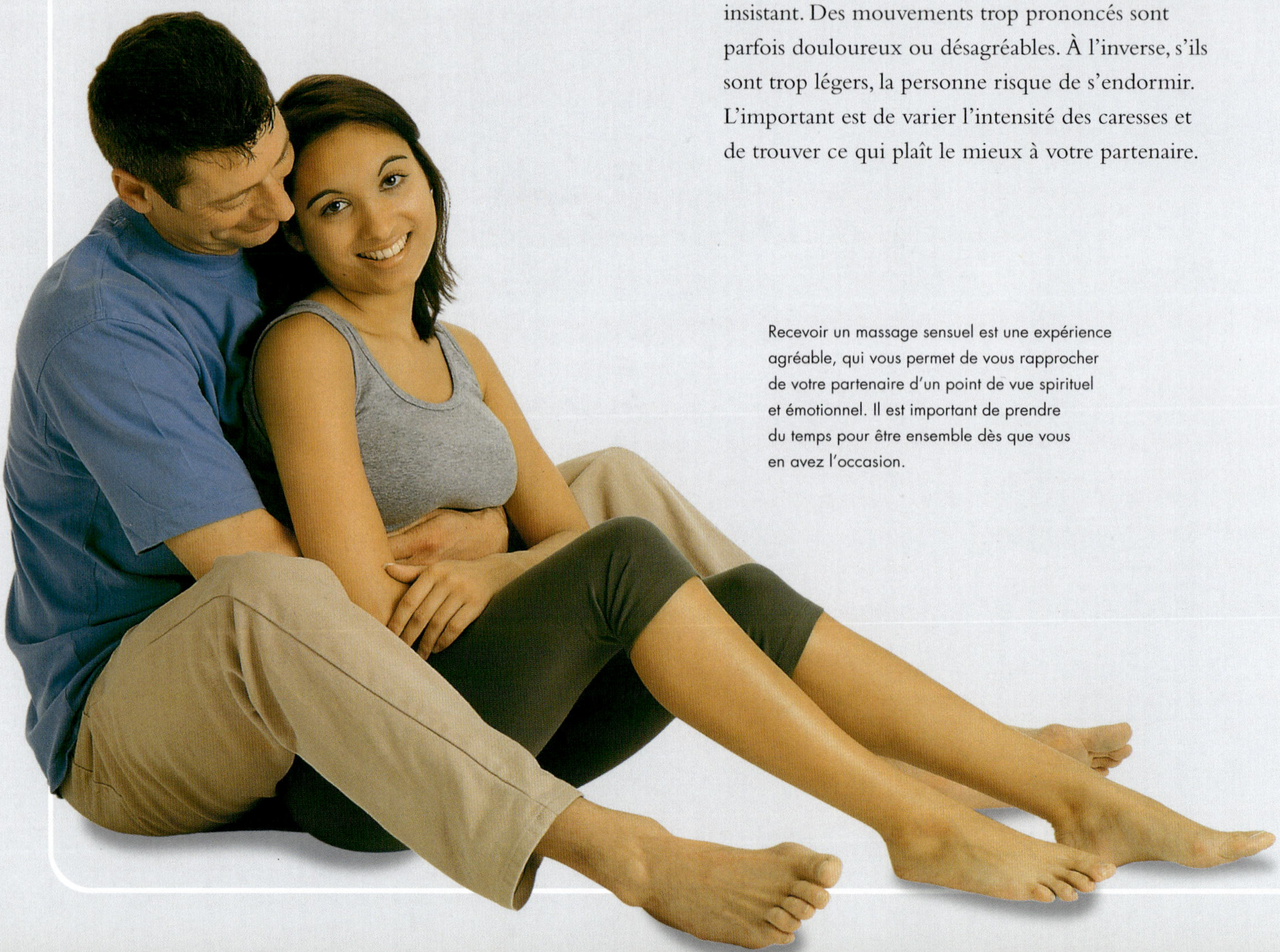

Recevoir un massage sensuel est une expérience agréable, qui vous permet de vous rapprocher de votre partenaire d'un point de vue spirituel et émotionnel. Il est important de prendre du temps pour être ensemble dès que vous en avez l'occasion.

1 Créez un cadre agréable. La pièce doit être chauffée. Habillez-vous légèrement. Préparez des serviettes et de l'huile. Mettez de la musique douce, tamisez l'éclairage et dispersez des pétales de rose un peu partout.

2 Votre partenaire est à plat ventre. Agenouillez-vous à sa tête. Effleurez chaque côté du dos (évitez la colonne vertébrale). Appliquez de l'huile sur tout le dos. Commencez en bas de la nuque et déplacez vos mains lentement vers les fesses en longeant la colonne puis remontez sur les faces externes du dos. Répétez ce mouvement trois fois. Puis prolongez-le mouvement en incluant les fesses, les épaules et le haut des bras. Répétez trois fois. Les pressions exercées sur les fesses permettent d'éliminer la tension qui y est stockée.

3 Massez la tête de votre partenaire avec des mouvements circulaires, fermes mais doux, comme si vous faisiez un shampoing. Pour terminer, caressez les cheveux et la tête. Une friction appliquée sur le crâne soulage la tension tandis qu'une caresse douce remonte le moral. Tirez et fourragez les cheveux pour stimuler la circulation, mais pensez toutefois à agir en douceur.

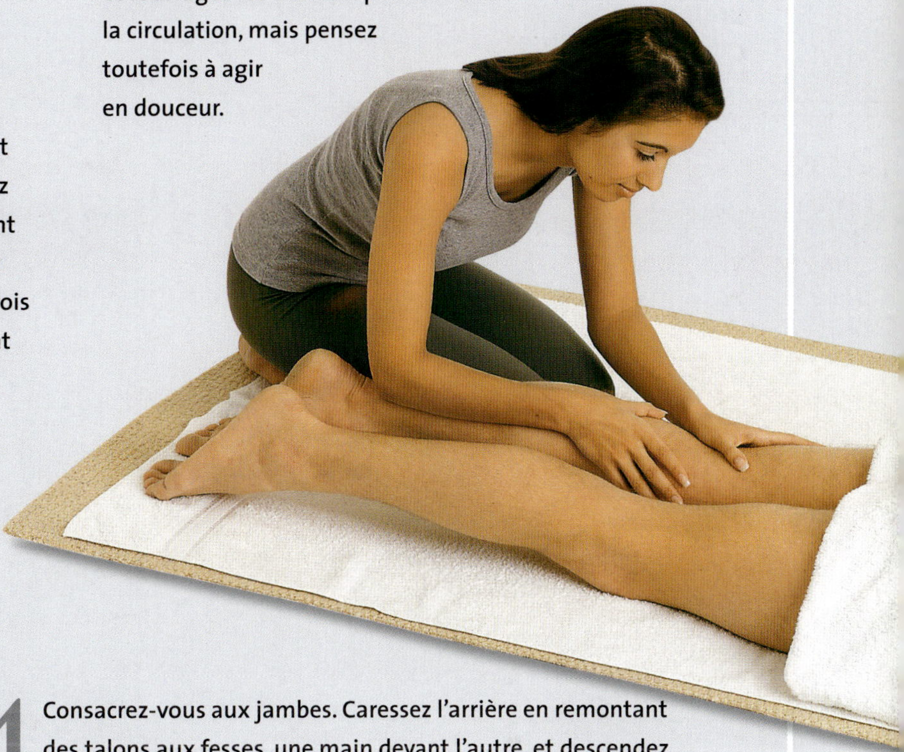

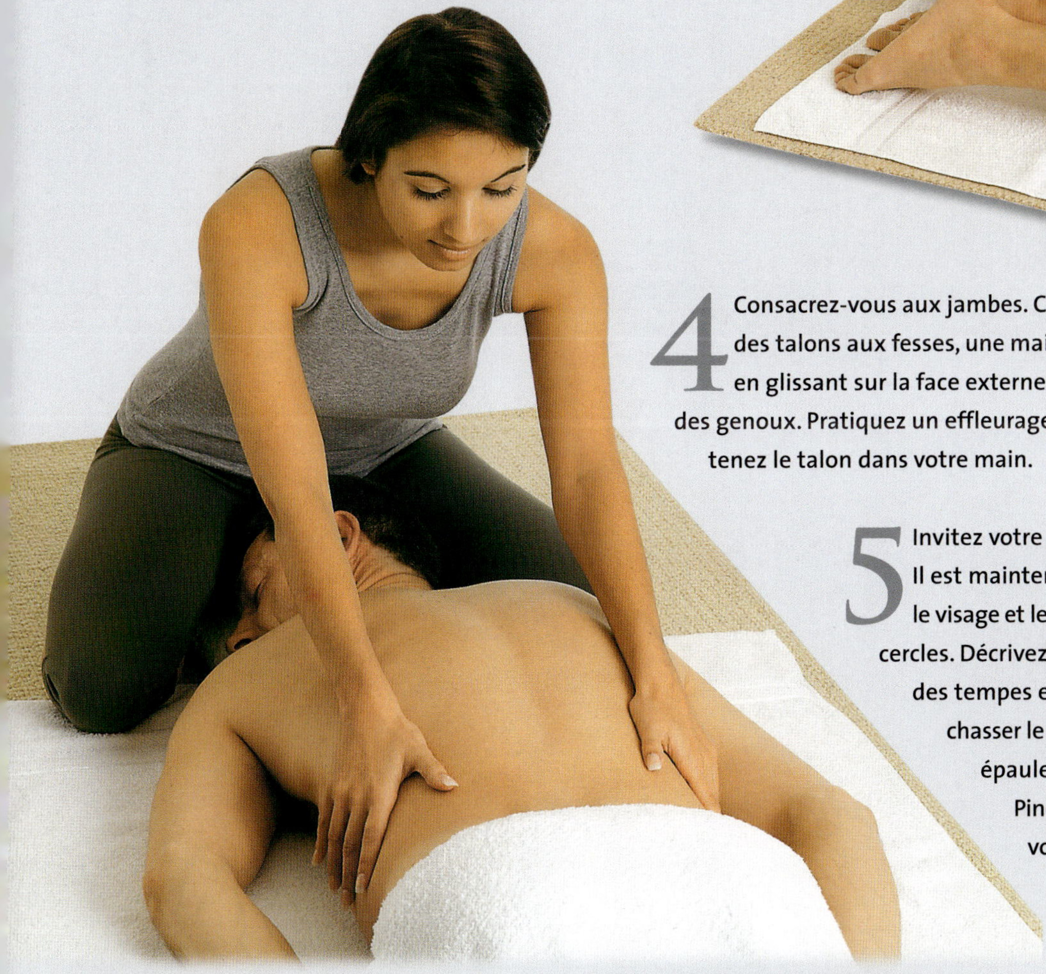

4 Consacrez-vous aux jambes. Caressez l'arrière en remontant des talons aux fesses, une main devant l'autre, et descendez en glissant sur la face externe. Caressez doucement l'arrière des genoux. Pratiquez un effleurage de la cuisse au talon puis tenez le talon dans votre main.

5 Invitez votre partenaire à se retourner. Il est maintenant allongé sur le dos. Massez le visage et le cuir chevelu en décrivant des cercles. Décrivez également des cercles autour des tempes et sous les pommettes pour chasser le stress. Caressez le dessus des épaules et le cou jusqu'au menton. Pincez le menton en douceur entre vos doigts et faites-le rouler.

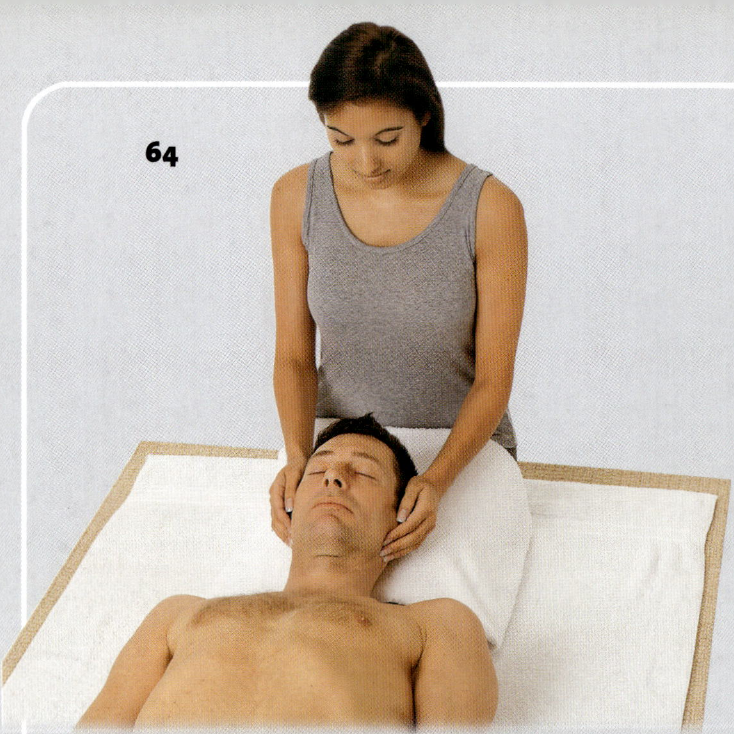

6 Massez les lobes des oreilles. En pinçant avec le pouce et l'index, parcourez la zone externe des oreilles de bas en haut, puis la zone interne dans l'autre sens. Recommencez deux fois. Mettez vos mains en cornet sur les oreilles puis pressez vers le haut, vers le bas et en rond pour accroître la sensualité. Tirez doucement les oreilles vers le haut puis vers le bas. Si vous êtes d'humeur joueuse, frappez le lobe d'une pichenette – pas trop fort ou trop souvent car cela provoque parfois une sensation de chaleur et des picotements à cause de l'énergie qui envahit tout le corps. Sur la petite surface de l'oreille, l'art chinois de l'acupressure recense deux cents points correspondant au corps !

7 Installez-vous à côté de votre partenaire. Appliquez de l'huile sur le torse et les bras en pratiquant l'effleurage. Passez sur l'intérieur du bras. Des zones comme les côtés du tronc et l'intérieur des bras sont rarement touchées et surtout très sensible car la peau y est très fine. Le mouvement doit partir de l'épaule et descendre jusqu'au bout des doigts. Recommencez trois fois.

8 Du bout des doigts, caressez doucement le pli du poignet et la paume de votre partenaire. Ses sens sont maintenant en éveil et ces gestes, outre qu'ils sont assez sensuels, peuvent aussi chatouiller.

9 Massez le torse avec le dos des mains ; suivez les contours du tronc en une douce caresse. Glissez votre main jusqu'à l'épaule puis jusqu'en bas du cou ; exercez une pression douce sur la région du cou. Décrivez de petits cercles en suivant les contours de la poitrine ou des seins de votre partenaire. Puis laissez glisser vos index jusqu'au milieu du tronc et faites « marcher » vos doigts du sternum jusqu'au nombril.

10 Installez-vous aux pieds de votre partenaire et massez une jambe avec chaque main. Formez un « V » avec la main et poussez la peau vers le haut en direction de la tête. Descendez en laissant glisser vos mains sur les contours externes de la jambe.

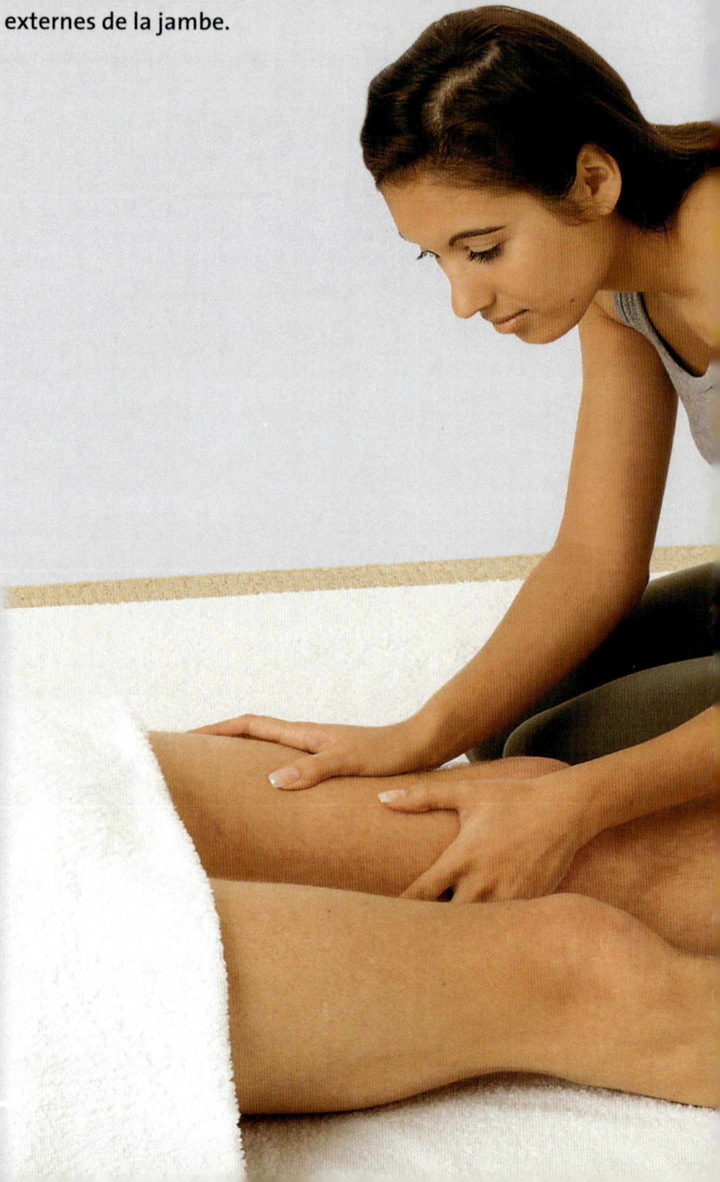

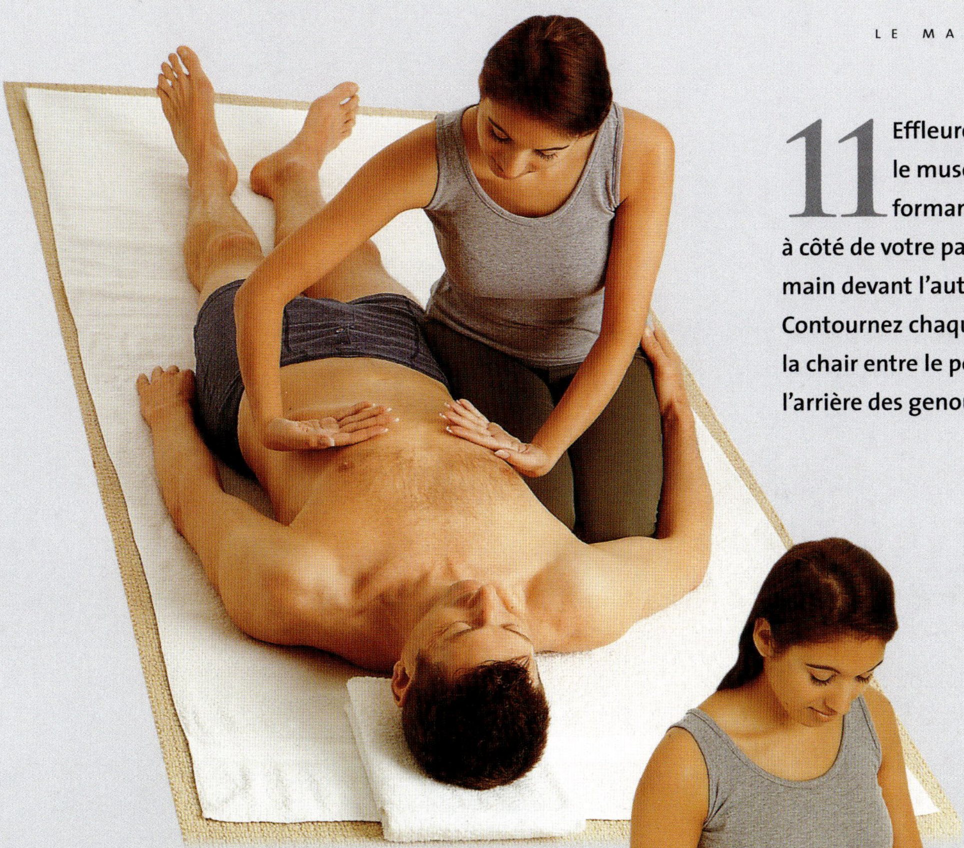

11 Effleurez les cuisses. Saisissez le muscle avec votre main en formant un « V » ouvert. Installé à côté de votre partenaire, déplacez une main devant l'autre le long de la jambe. Contournez chaque rotule en saisissant la chair entre le pouce et l'index. Caressez l'arrière des genoux du bout des doigts.

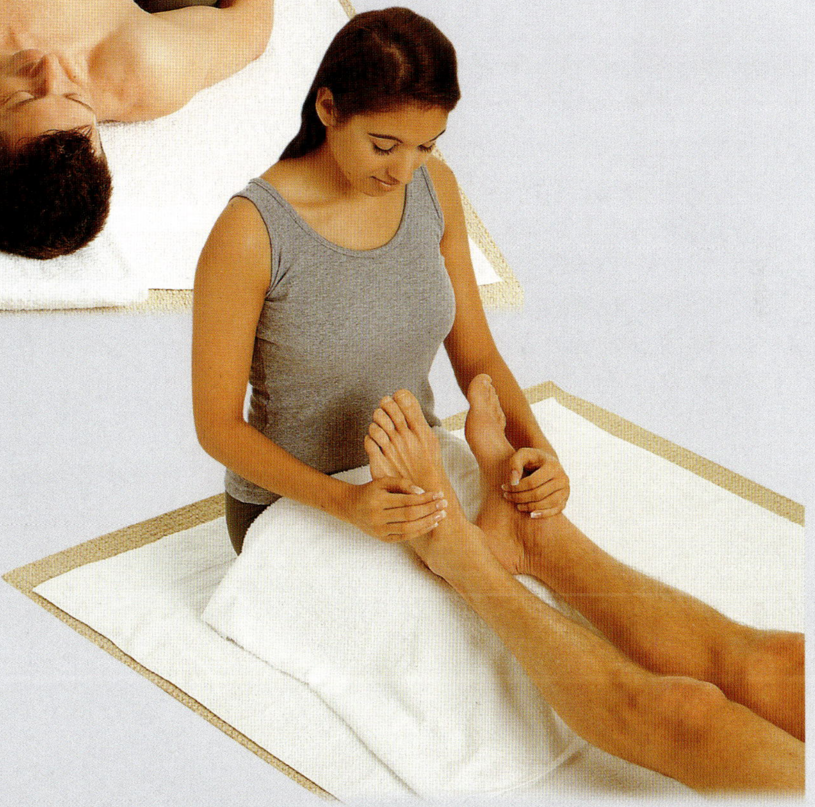

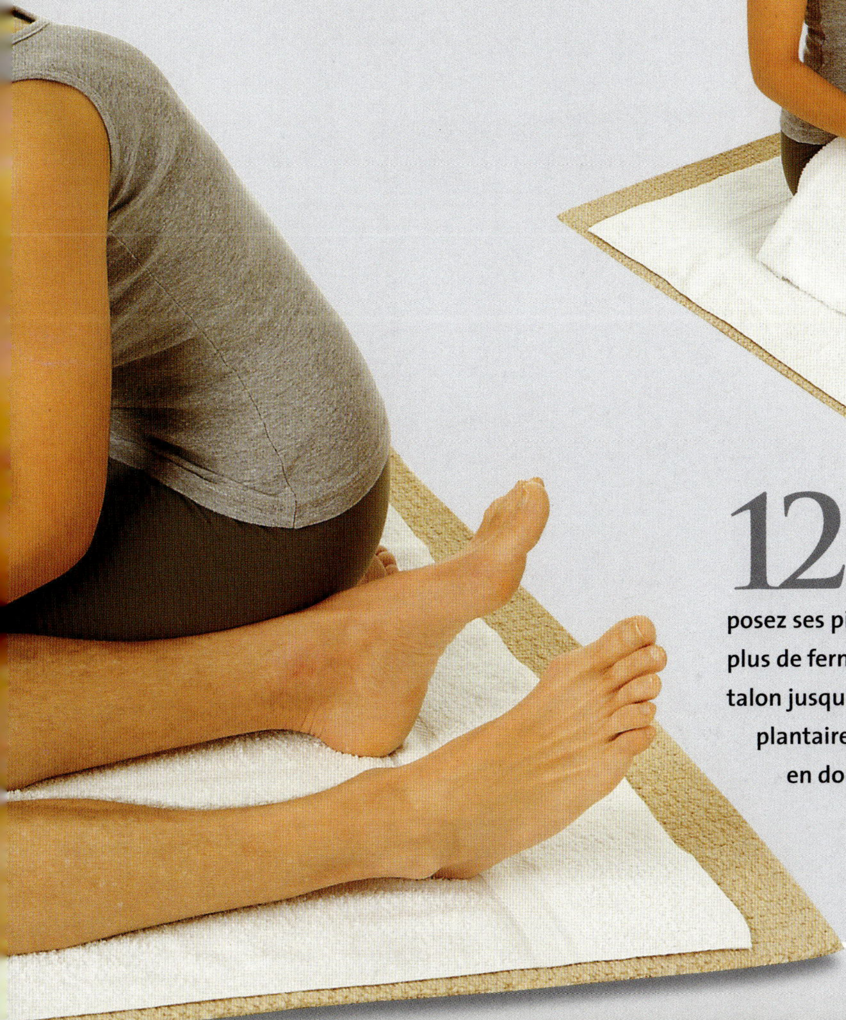

12 Continuez à descendre le long de la jambe en maintenant le contact jusqu'au bout des orteils. Prenez ses pieds dans vos mains. Vous pouvez posez ses pieds sur vos cuisses ou vos genoux. Avec un peu plus de fermeté, appliquez des roulements de pouce du talon jusqu'aux orteils, puis descendez le long de la voûte plantaire en laissant glisser votre paume et terminez en donnant une petite chiquenaude aux talons.

En **préambule**

Il est indispensable de créer une ambiance propice au massage afin que les deux partenaires se détendent en toute tranquillité et apprécient le traitement. Avant de commencer, assurez-vous que tout ce dont vous avez besoin se trouve à portée de main.

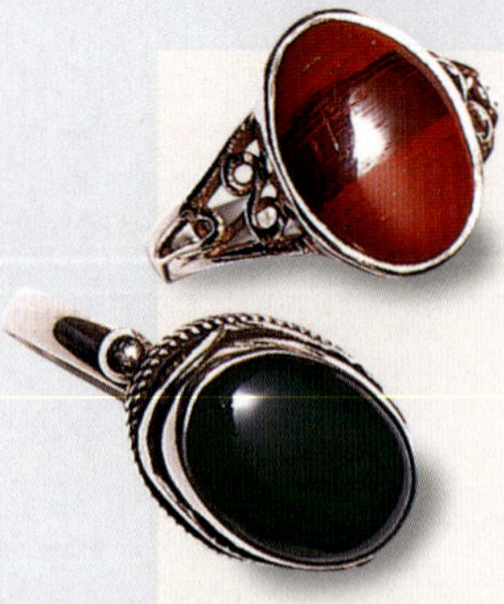

Les bagues étant susceptibles de blesser, il convient de les retirer avant le massage.

CRÉER UN CADRE AGRÉABLE ET DOUILLET

Prévoyez suffisamment de temps pour pouvoir vous consacrer exclusivement au massage.

Choisissez une musique douce, tamisez l'éclairage et placez un écriteau sur la porte notifiant de ne pas vous déranger.

Retirez vos bijoux.

Privilégiez la lenteur, pour mieux vous relaxer, vous et votre partenaire, et pour mieux maîtriser le mouvement et la pression appliquée.

Concentrez-vous au début et tout au long du massage.

Couvrez votre partenaire d'une grande serviette de bain ou d'une couverture légère.

Préparez l'huile support. Si vous ajoutez des huiles essentielles, concoctez votre mélange et assurez-vous que vous allez supporter les senteurs issues de certaines associations. Ne mélangez pas plus de trois huiles afin de ne pas provoquer de réactions chimiques.

Vérifiez que vous êtes tous deux biens installés.

Décroisez les jambes.

Demandez à votre partenaire s'il se sent parfaitement à l'aise.

Assurez-vous que vous êtes tous deux prêts.

Soyez calme, détendez-vous, concentrez-vous.

Retirez délicatement la serviette pour n'exposer que la partie du corps à masser.

Amorcez le contact : posez délicatement les mains sur la peau de votre partenaire et laissez-les ainsi pendant un moment. Efforcez-vous de ne pas rompre le contact – laissez une main ou un doigt sur le corps de votre partenaire chaque fois que cela est possible.

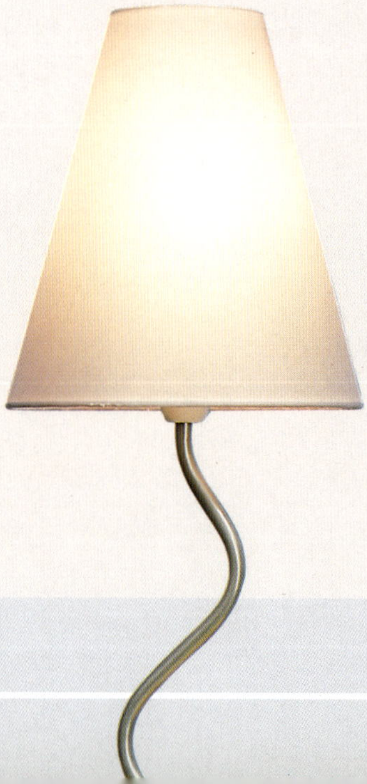

Choisissez une intensité lumineuse douce et agréable.

Le massage proprement dit

Vos mouvements doivent être doux et légers pour stimuler les réactions naturelles de l'organisme ; n'exercez pas de pression trop forte qui risquerait d'abîmer les tissus et les fibres, et d'entraver le flux sanguin.

Contrôlez votre pression en permanence en vous concentrant sur vos doigts et en observant les réactions de votre partenaire. Demandez-lui si la pression exercée lui est agréable.

Prenez conscience de la force de vos mains – ne vous laissez pas entraîner par vos mouvements !

Pensez à la façon dont vous aimeriez être massé – avec tendresse, amour et affection – puis transmettez cette énergie.

Essayez de ne pas trop presser, ce n'est pas nécessaire et vous risquez de faire mal.

Soyez patient envers vous-même – vous vous améliorerez à force de pratique.

Essayez de ne pas peser de tout votre poids sur une main pendant que vous massez avec l'autre.

Concentrez-vous à plusieurs reprises au cours du massage et ne vous laissez pas distraire par des pensées parasites.

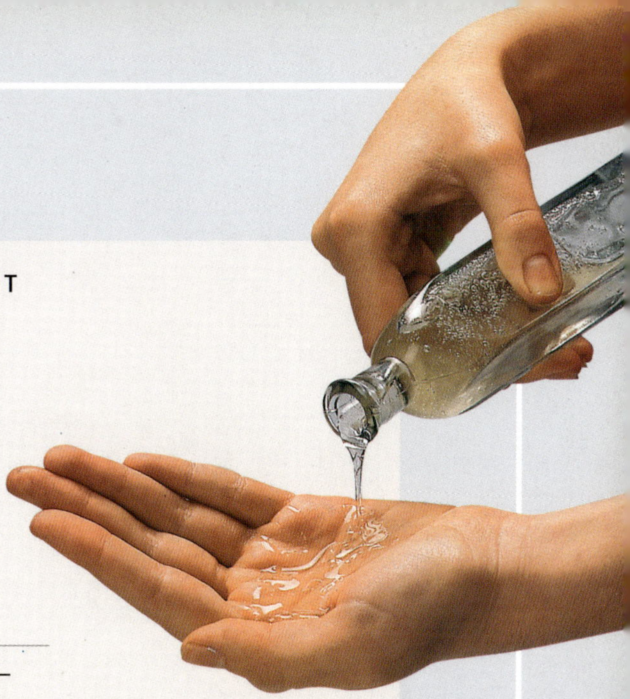

Les huiles essentielles ont des vertus thérapeutiques et favorisent également le glissement des mains sur la peau.

Inspirez le calme – expirez vos tensions.

Souriez – le sourire détend, il est bon pour la santé et pour la beauté.

Toutes les procédures de massage peuvent être adaptées pour la pratique d'un automassage.

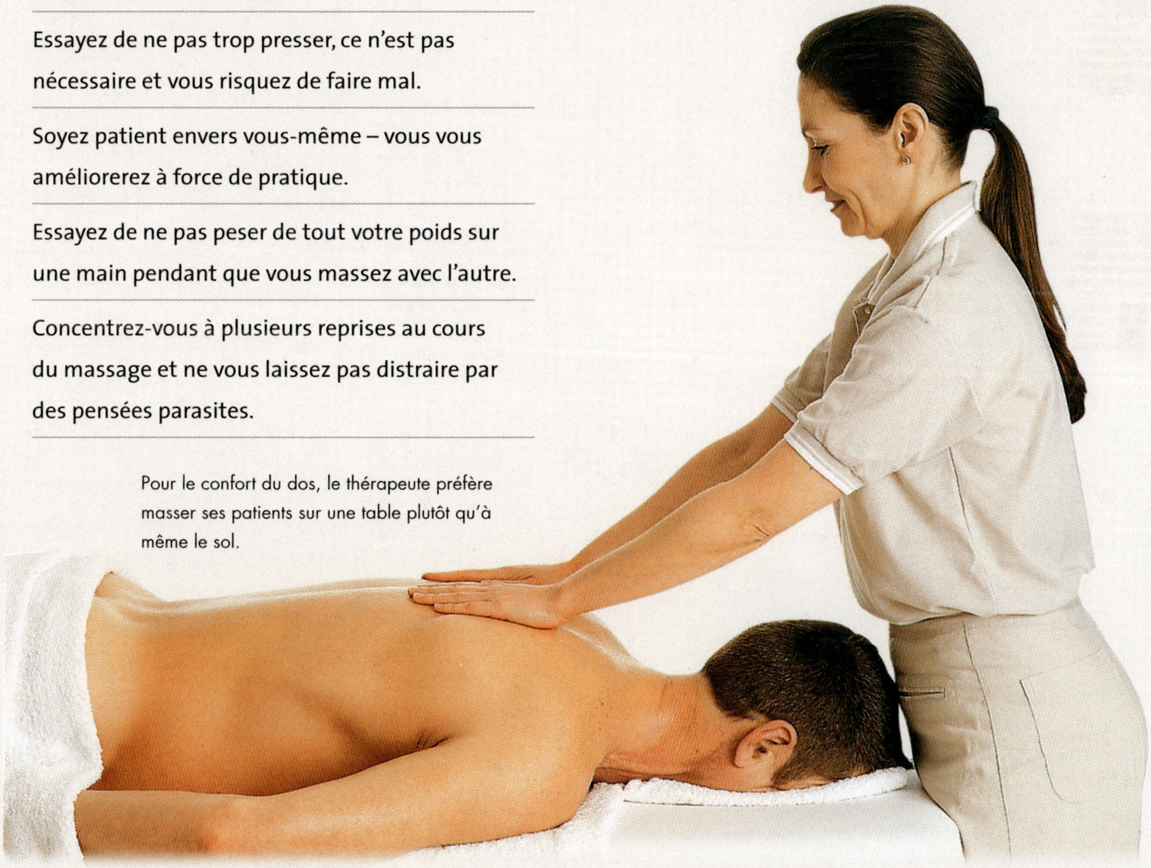

Pour le confort du dos, le thérapeute préfère masser ses patients sur une table plutôt qu'à même le sol.

Massage du **visage**

Le visage est très sensible et donc très réceptif ; la personne aura peut-être du mal à bien se détendre. Pour que le massage porte ses fruits, il est essentiel d'instaurer une relation de confiance.

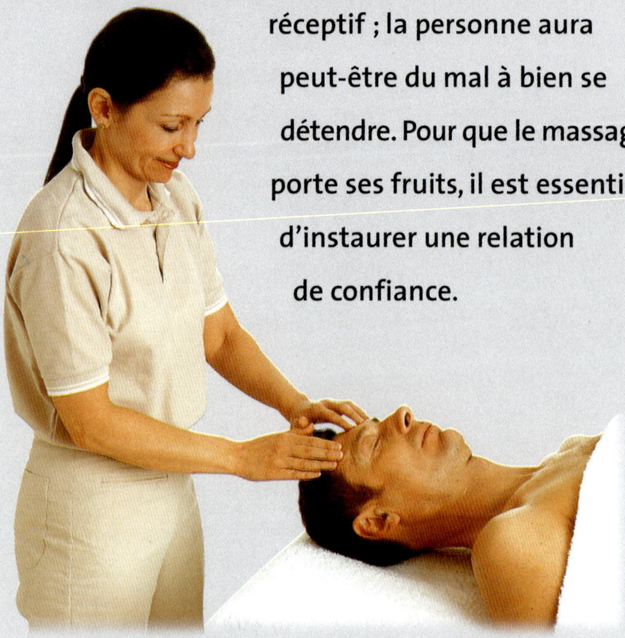

1 Versez un peu d'huile dans le creux de vos mains et frottez-les l'une contre l'autre pour bien répartir celle-ci sur les paumes. Debout à la tête de votre partenaire, commencez à appliquer l'huile en caressant doucement la peau. Évitez la zone de l'œil (les tissus mous du contour de l'œil attirent l'humidité vers l'œil). Caressez le front du bout des doigts, du milieu vers l'extérieur ; arrondissez le mouvement en vous approchant de la naissance des cheveux. Revenez au milieu et répétez ce mouvement cinq fois de suite.

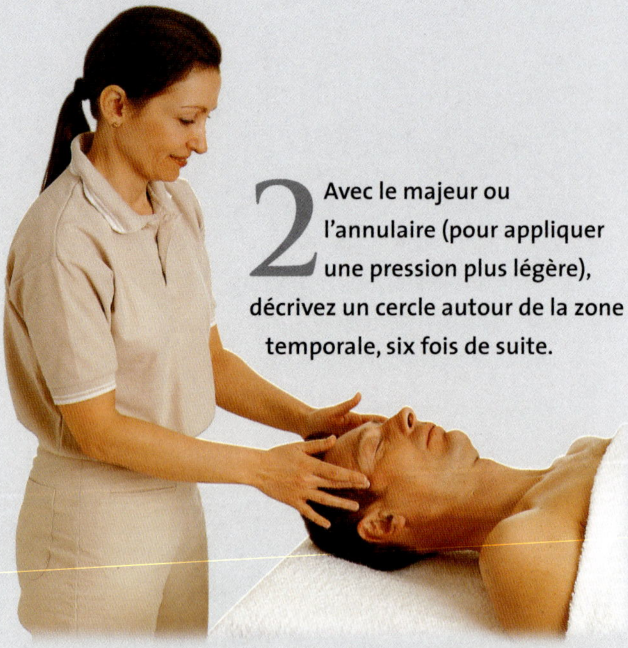

2 Avec le majeur ou l'annulaire (pour appliquer une pression plus légère), décrivez un cercle autour de la zone temporale, six fois de suite.

3 Descendez vos mains à côté du pavillon de l'oreille, puis vers les fossettes, et effectuez six caresses circulaires pour soulager le stress.

4 Déplacez vos pouces du milieu vers les faces externes du front en lissant doucement. Recommencez plusieurs fois.

5 Lentement et délicatement, placez vos mains en cornet sur le visage sans toucher les yeux. Restez ainsi quelques minutes.

6 Soulevez les paumes et faites glisser vos doigts vers l'extérieur du visage ; laissez reposer vos mains un court instant sur les oreilles.

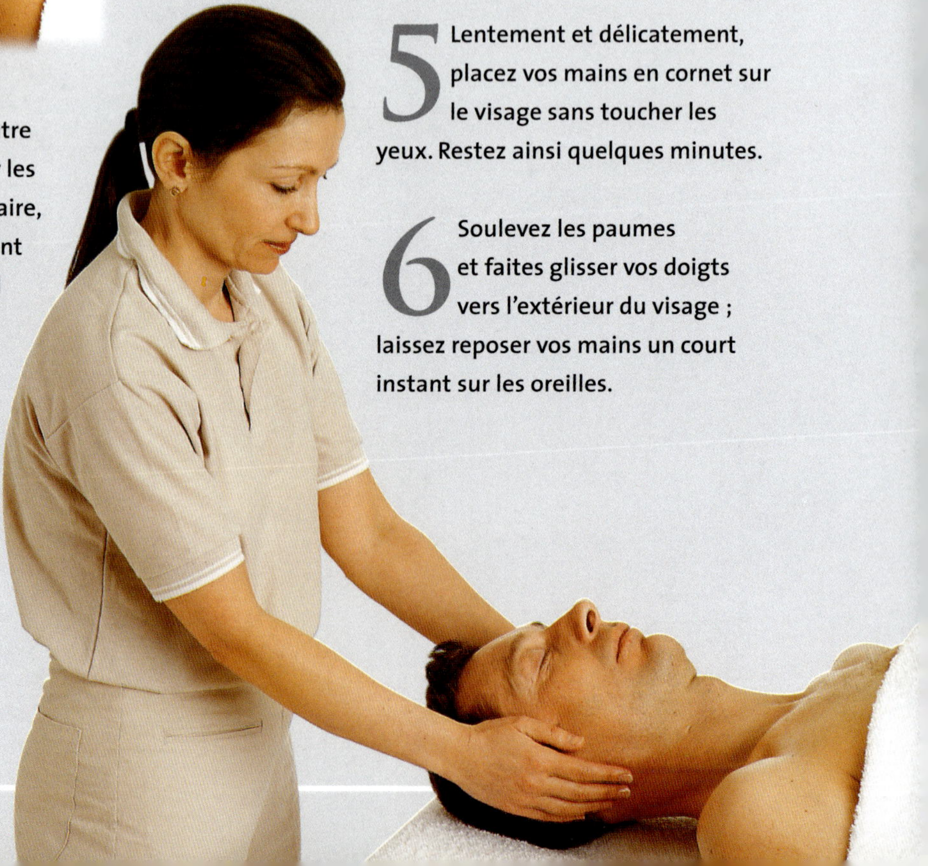

7 Effleurez les pommettes du bout des doigts et revenez vers vous en tirant pour libérer les tensions.

8 Caressez le dessus des épaules, puis le cou et la ligne du menton.

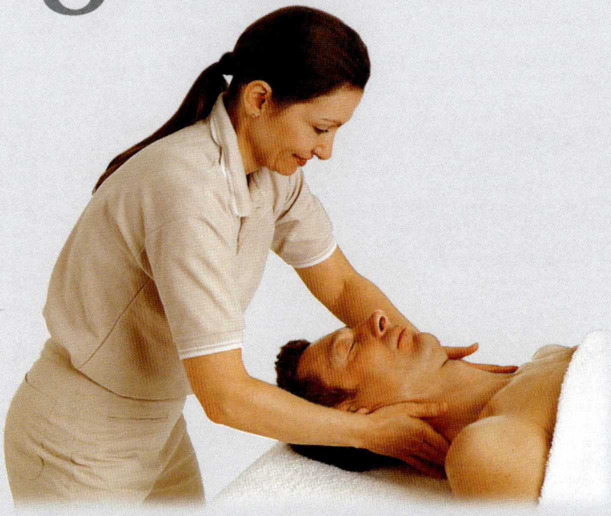

9 Caressez les joues en décrivant un mouvement circulaire vers l'intérieur.

10 À mesure que vous prenez de l'assurance, caressez le contour des yeux et l'arcade sourcilière.

11 Caressez le nez avec un majeur puis l'autre ; commencez entre les sourcils, descendez sur les ailes et terminez en exerçant une petite pression circulaire à la lisière du nez.

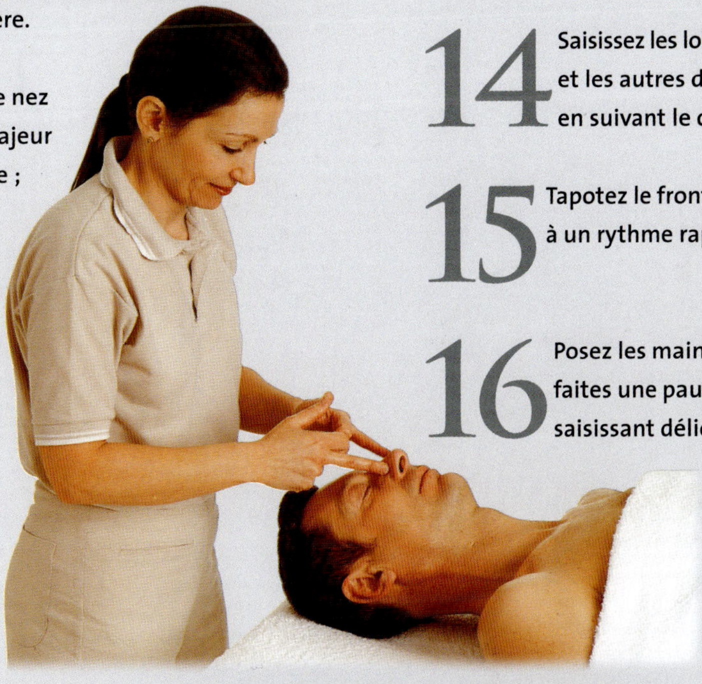

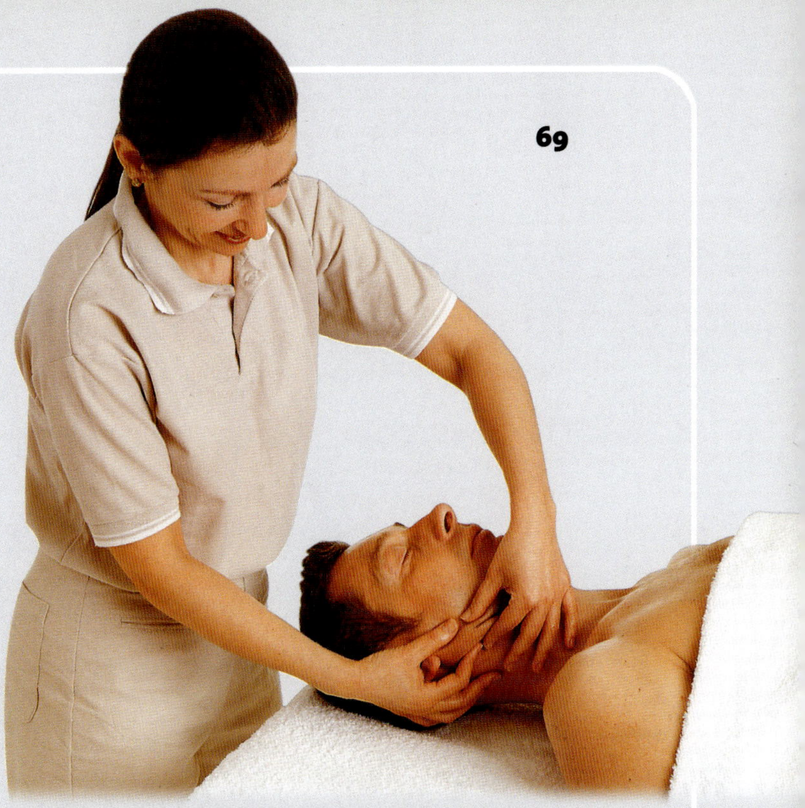

12 Réunissez vos doigts sur le menton et déplacez-les vers l'extérieur ; suivez la mâchoire jusqu'aux oreilles en décrivant des cercles.

13 Commencez d'un côté de la mâchoire, les pouces en haut et les doigts dessous. Descendez jusqu'au menton en exécutant un palpé-roulé. Relâchez et répétez le mouvement le long de la mâchoire jusqu'à l'autre oreille.

14 Saisissez les lobes des oreilles entre le pouce et les autres doigts, et massez doucement en suivant le contour des oreilles.

15 Tapotez le front du bout des doigts à un rythme rapide afin de stimuler.

16 Posez les mains en cornet sur le visage, faites une pause puis terminez en saisissant délicatement les oreilles.

Massage du **cou** et des **épaules**

Ce massage peut être associé au massage du visage, qui sera plus complet s'il se prolonge sur le cou et les épaules.

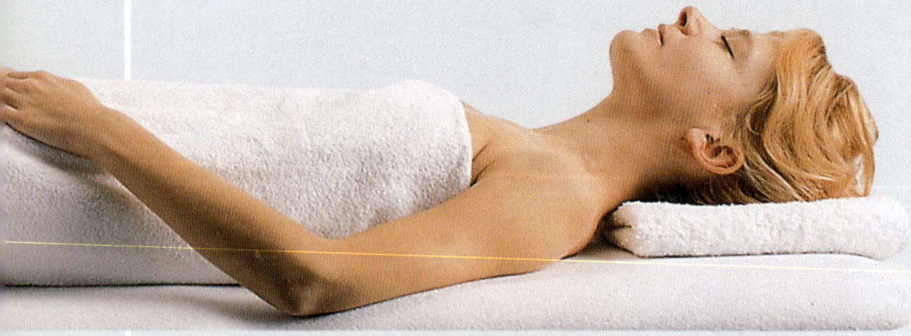

1 La personne est couchée sur le dos. Soulevez la serviette pour découvrir les clavicules. Posez vos mains sur les côtés des épaules et balancez doucement celles-ci.

2 Déposez un peu d'huile sur la paume de vos main, frottez celles-ci l'une contre l'autre puis massez votre partenaire en pratiquant l'effleurage pour étaler l'huile de façon homogène.

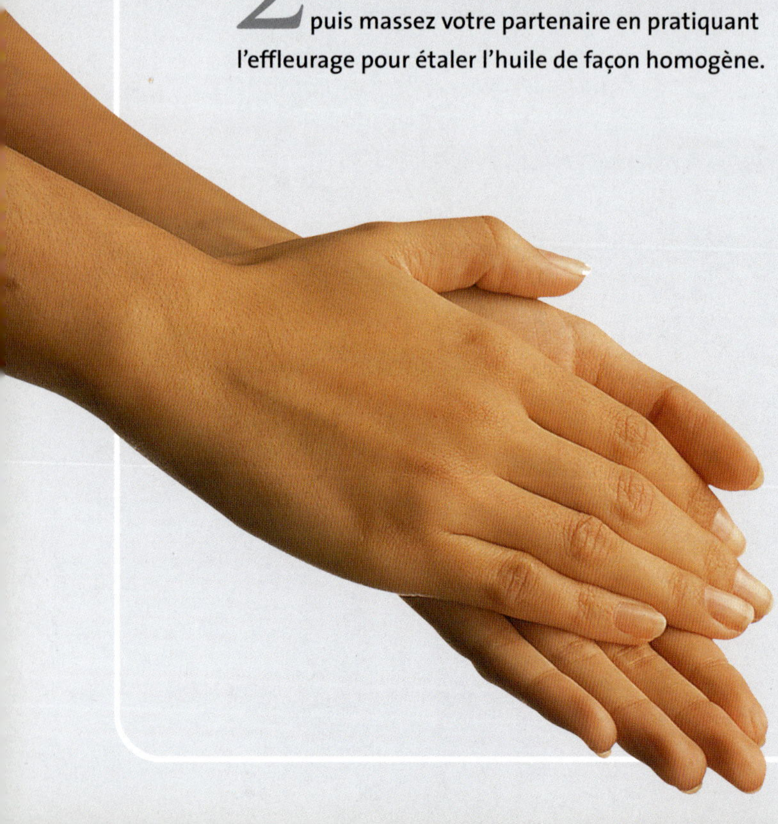

3 Orientez délicatement la tête vers l'épaule gauche.

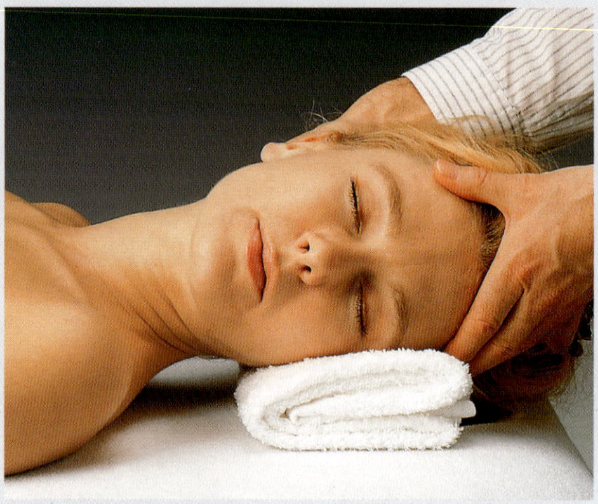

4 Remontez de l'épaule vers la nuque en une longue caresse de toute la main puis terminez avec les doigts (pulpes et phalanges) en arrivant sur le haut de la face latérale du cou.

5 Caressez la base du crâne du bout des doigts. Répétez trois fois.

6 Les deux mains en cornet, ramenez la tête en position centrale.

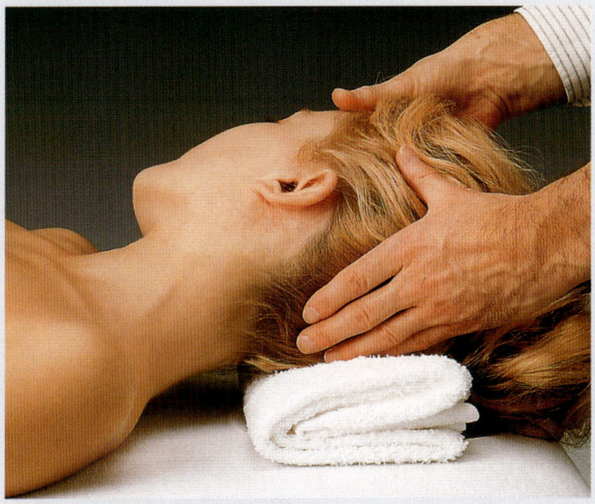

9 En partant de la région occipitale, étirez le cou et la tête du bout des doigts, une fois seulement. Massez ensuite le cuir chevelu avec la pulpe des doigts en décrivant de petits cercles comme si vous faisiez un shampoing. Terminez en tirant doucement sur les cheveux.

10 Pour conclure le massage, posez délicatement les mains sur les épaules en exerçant une légère pression. Maintenez le contact pour prolonger la relation de confiance.

7 Recommencez ce massage, cette fois en orientant la tête vers l'épaule droite. Remontez de l'épaule vers le cou en une longue caresse puis terminez avec le bout des doigts en atteignant le haut de la face latérale du cou. Répétez trois fois. Ramenez la tête en position centrale.

CONSEIL

Après avoir ramené la tête au centre, assurez-vous qu'elle est dans l'alignement de la colonne pour conclure le massage.

8 Remontez les deux mains de l'extérieur de l'épaule vers le cou en un mouvement ferme mais doux de toute la main, puis effleurez la surface du cou du bout des doigts jusqu'à la naissance des cheveux.

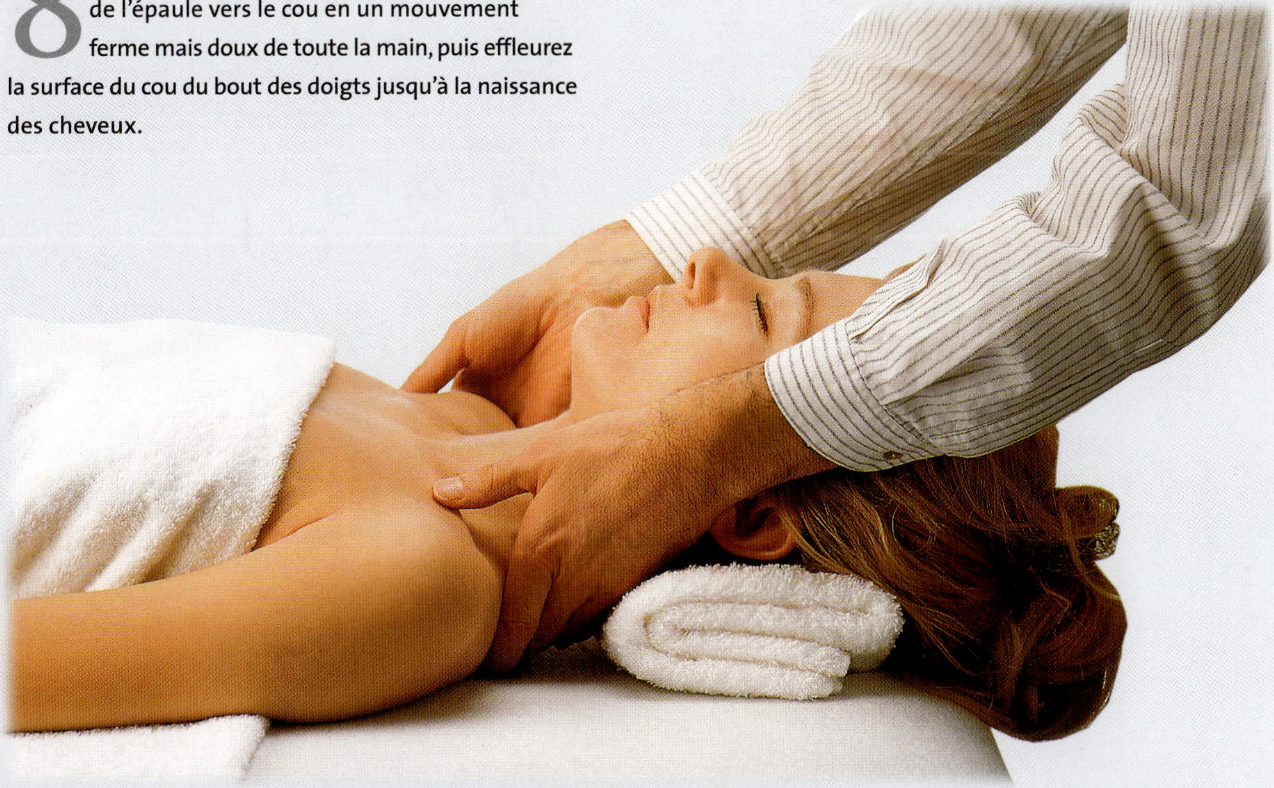

Massage de l'**abdomen**

Agissez en douceur avec l'abdomen car c'est une zone très sensible. Une pression trop importante risque d'occasionner des douleurs.

1 Assurez-vous que votre partenaire est bien installé, au chaud sous un drap ou une serviette. Découvrez la zone abdominale. Posez vos mains en cornet sur le *hara*, ou ventre (source d'énergie vitale), juste au-dessous du nombril, pour établir le contact ; sentez l'afflux d'énergie.

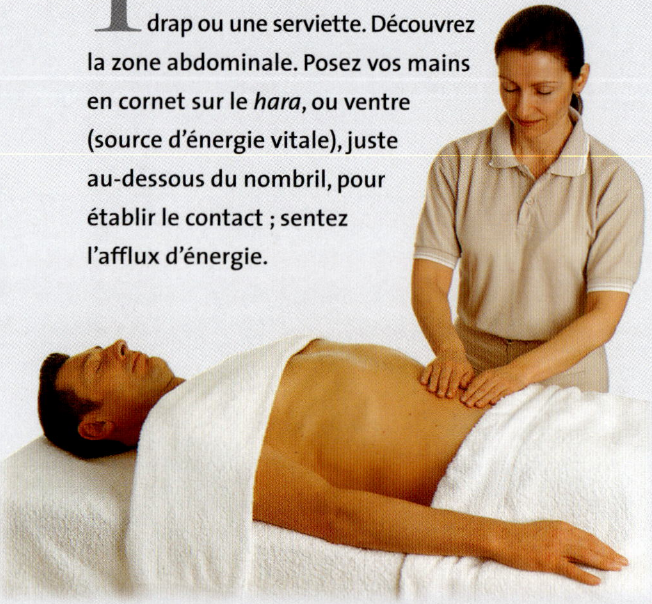

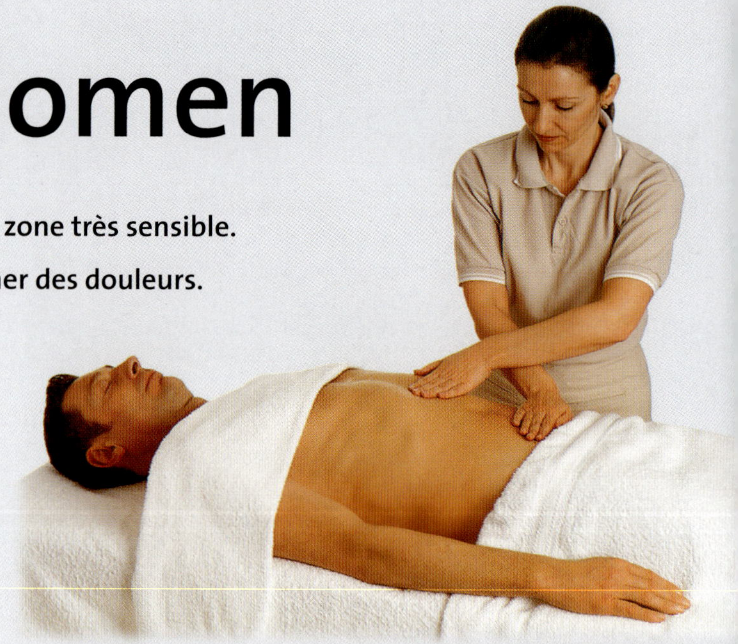

2 Appliquez l'huile de massage par effleurage, en exécutant de lents mouvements circulaires ; agrandissez-les progressivement pour atteindre le bas de la cage thoracique.

3 Malaxez avec une main puis l'autre, en gardant le V de la main ouvert. Parcourez l'abdomen de haut en bas et inversement, puis d'un côté à l'autre.

4 Appliquez un effleurage plus prononcé sur le bas de l'abdomen. Ouvrez les doigts pour renforcer le mouvement – ce massage est bon en cas de douleurs lombaires.

5 Effectuez un drainage avec les doigts. Suivez le contour des côtes en bas de la cage thoracique avec les pouces, du sternum vers l'extérieur.

ATTENTION

Pour ce massage, la personne est allongée sur le dos. Vérifiez que votre partenaire ne présente aucune contre-indication.

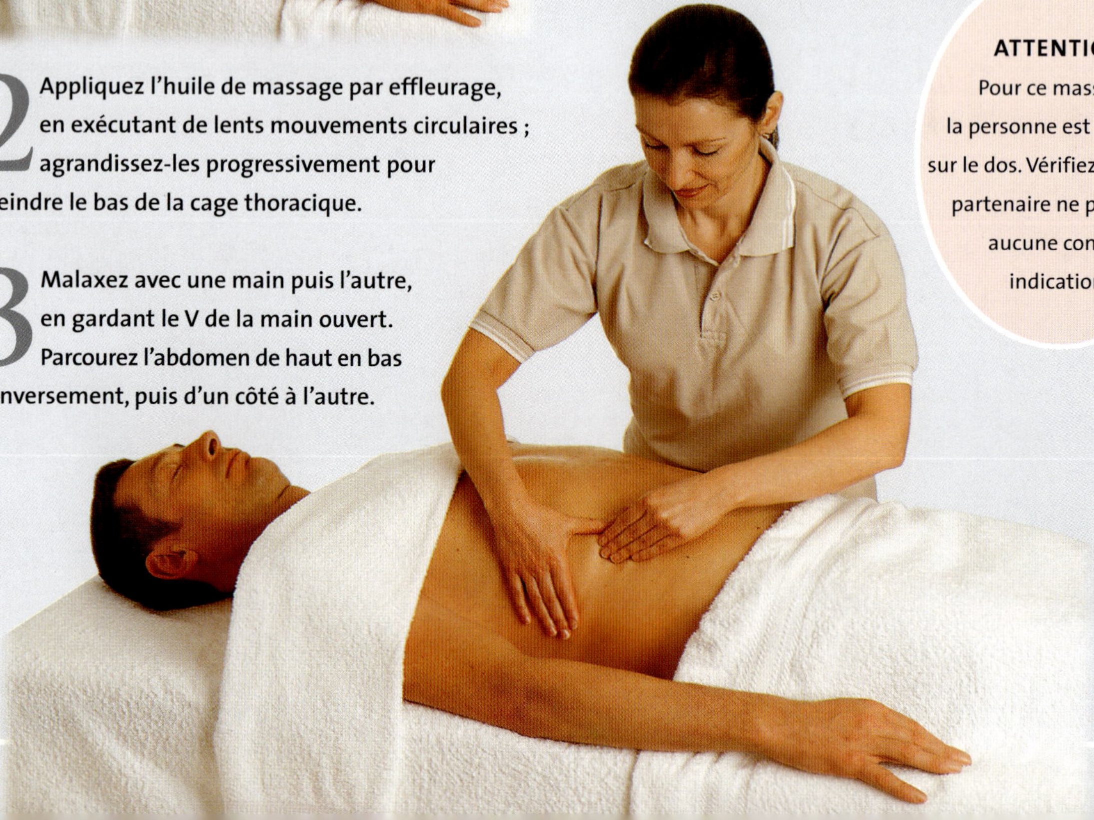

6 Du bout des doigts, les mains superposées pour exercer une pression contrôlée, décrivez de petits cercles en suivant le trajet du côlon.

7 Décrivez des cercles (trois ou quatre) autour de l'abdomen avec une main puis l'autre en appliquant une légère pression.

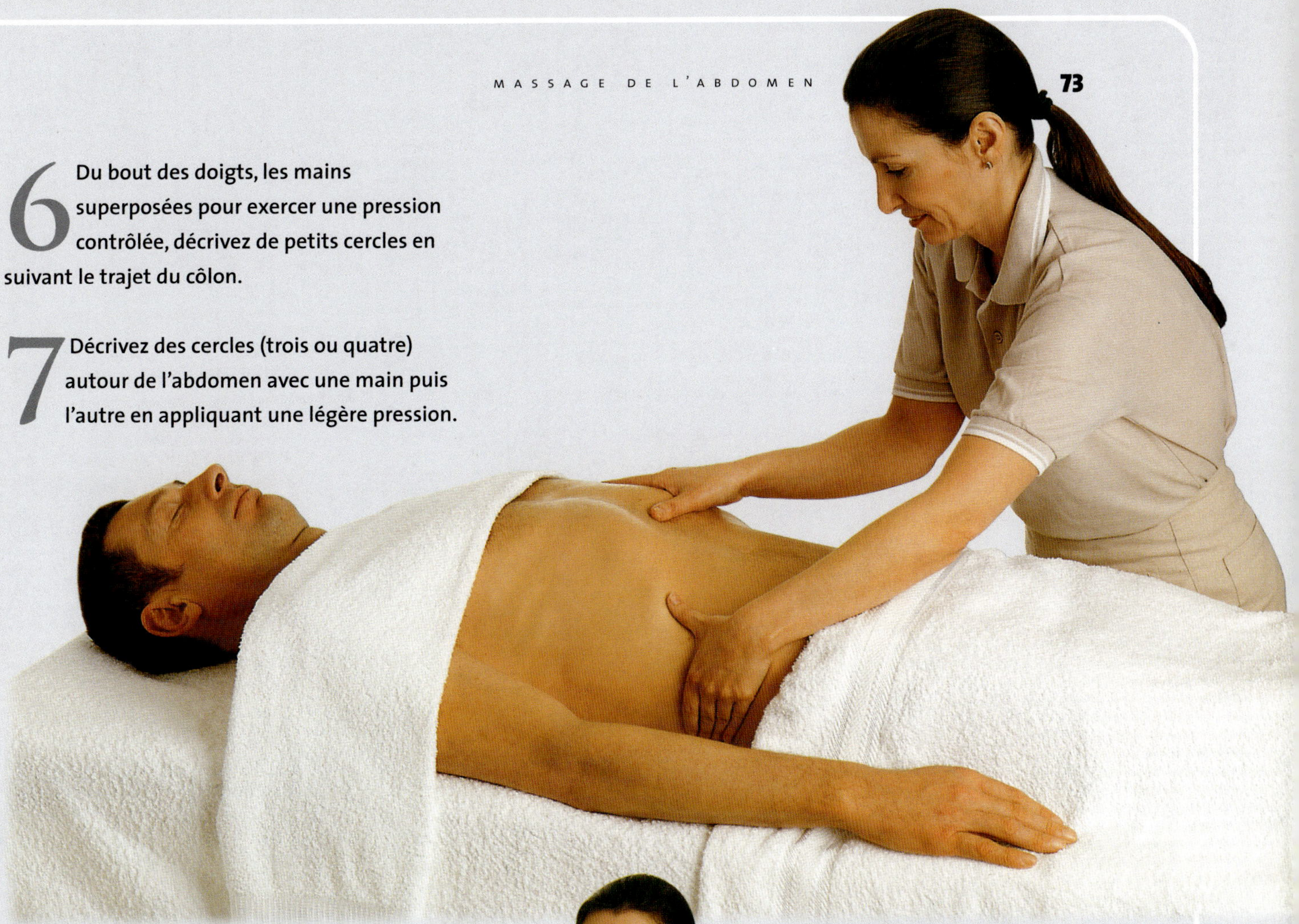

8 Le bout des doigts vers la tête, déployez vos mains en éventail sur les faces latérales de la cage thoracique jusqu'en bas du dos, et remontez-les en glissant jusqu'au centre de l'abdomen. Répétez trois fois le mouvement.

9 Décrivez un cercle autour de l'abdomen, d'abord avec une seule main puis avec les deux, l'une après l'autre. Répétez trois fois le mouvement.

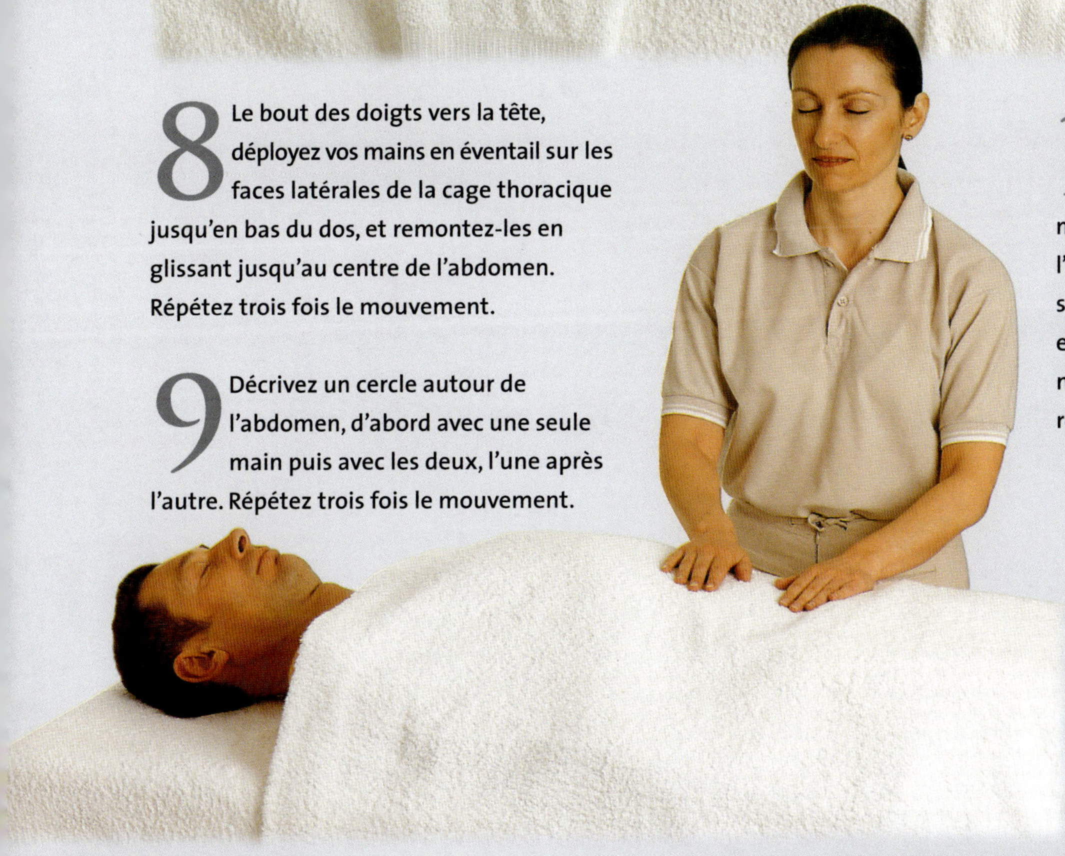

10 Posez les mains en cornet sur le *hara* un moment pour concentrer l'énergie. Recouvrez de la serviette et posez les mains en cornet dessus. Restez un moment sans bouger pour recevoir l'afflux d'énergie.

ATTENTION

Votre toucher doit être le plus léger possible – n'oubliez pas que l'abdomen renferme des organes particulièrement sensibles.

Massage du **bras**

Un effleurage complet des bras a une fonction merveilleusement relaxante ; il décontracte également les épaules et active le drainage lymphatique.

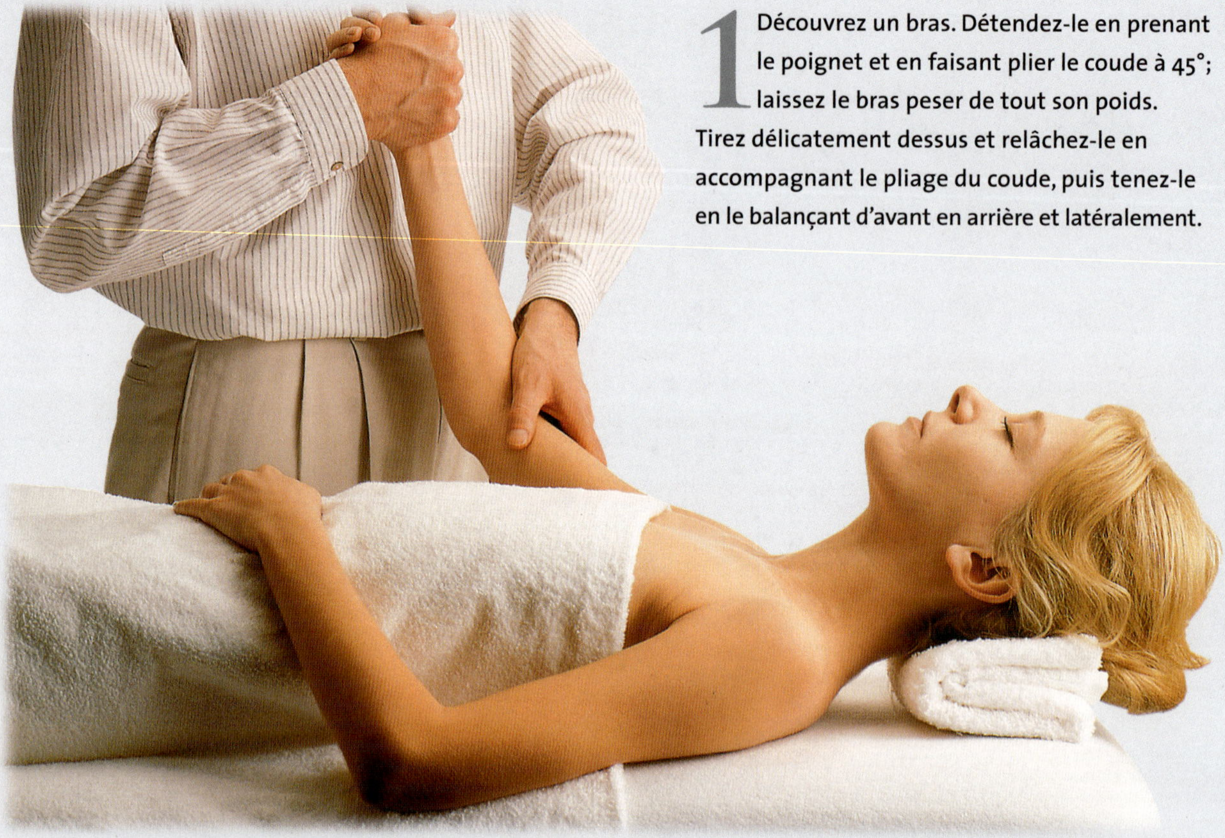

1 Découvrez un bras. Détendez-le en prenant le poignet et en faisant plier le coude à 45°; laissez le bras peser de tout son poids. Tirez délicatement dessus et relâchez-le en accompagnant le pliage du coude, puis tenez-le en le balançant d'avant en arrière et latéralement.

2 Reposez le bras et appliquez l'huile en effleurant la peau du poignet au coude six fois de suite puis du coude à l'épaule également six fois de suite.

3 Plaquez le bras délicatement au niveau du poignet avec votre main libre et effleurez sa surface en un mouvement glissant, du poignet à l'épaule puis de l'épaule au poignet.

4 Déployez les doigts autour de l'épaule et suivez le contour de l'articulation avec le pouce pour détendre celle-ci. Lissez et effleurez la région de l'épaule.

CONSEIL

Pour éviter que votre partenaire ait froid pendant le massage des bras, son corps doit rester couvert.

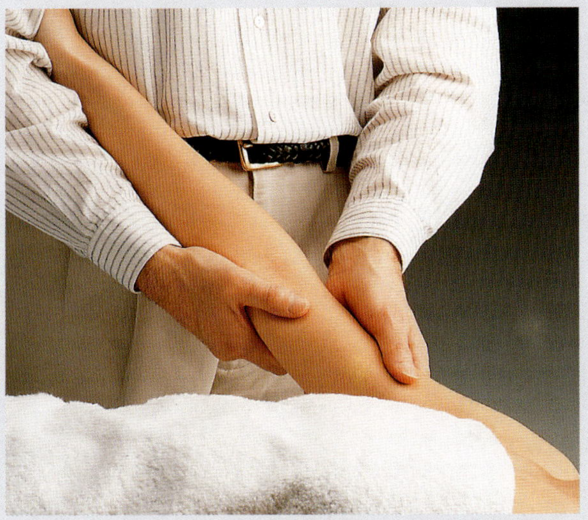

5 Répétez le mouvement à partir du pli du poignet avec le V de la main : remontez le bras jusqu'à l'épaule en exerçant une action vibrante. Ne pressez pas l'intérieur du coude mais contournez l'articulation du coude en massant avec le pouce et l'index.

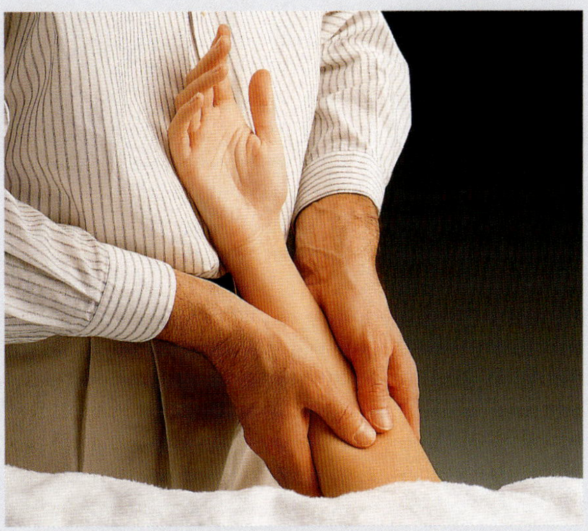

6 Tournez le bras, paume vers le haut, et drainez délicatement l'intérieur de l'avant-bras. Votre partenaire réagira peut-être à votre pétrissage en ouvrant ou en pliant les doigts. Vous pouvez également appliquer ce massage sur le bras plié, les doigts pointés vers le plafond, en caressant l'avant-bras du coude au poignet.

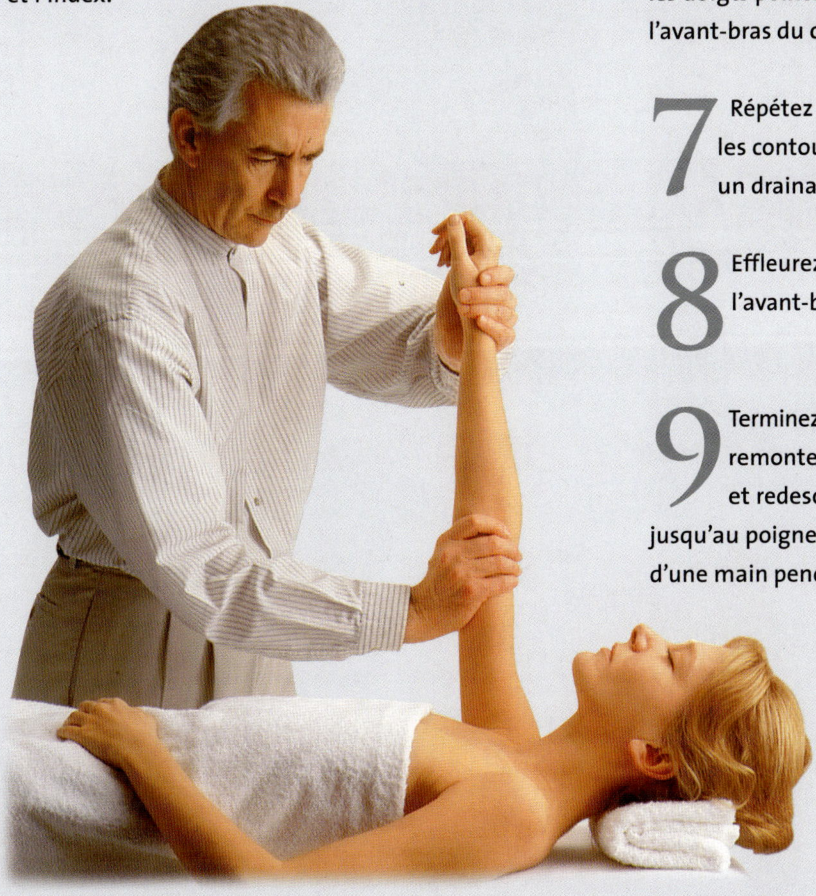

7 Répétez ce drainage sur le bras, en suivant les contours des os et des muscles pour réaliser un drainage lymphatique.

8 Effleurez à plusieurs reprises le bras, puis l'avant-bras, puis les deux en continu.

9 Terminez par un long mouvement de la paume : remontez le bras en glissant jusqu'à l'épaule et redescendez, également en glissant, jusqu'au poignet ; étirez doucement le poignet d'une main pendant que vous le massez de l'autre.

Massage de la **main**

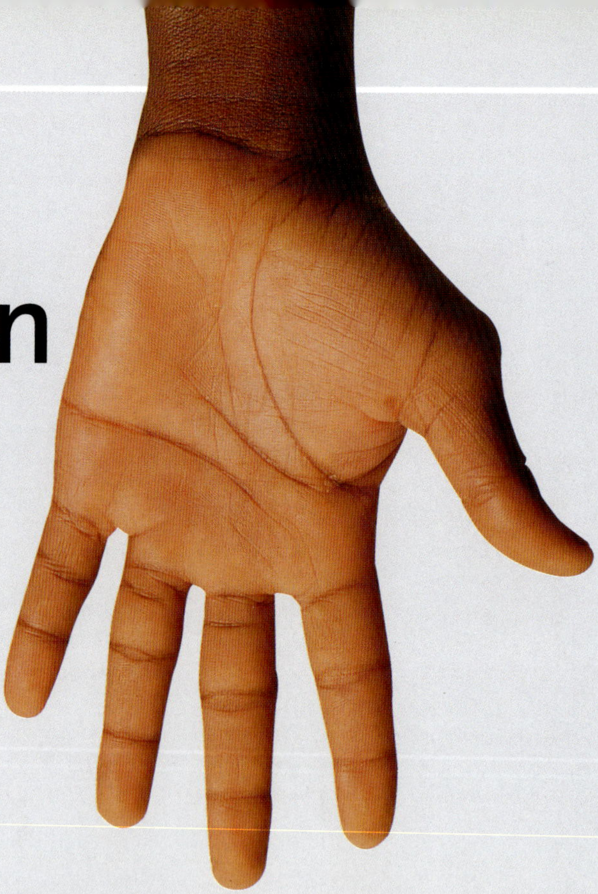

Ce massage peut suivre le massage du bras ou être appliqué seul si vous disposez de peu de temps.

1 Installez confortablement le bras sur la table, paume de main vers le bas. Massez délicatement le dos de la main tout en appliquant l'huile.

2 Suivez les tendons de la main avec les pouces en prolongeant la ligne qui sépare chaque doigt pour remonter jusqu'au poignet. Orientez la main vers le haut.

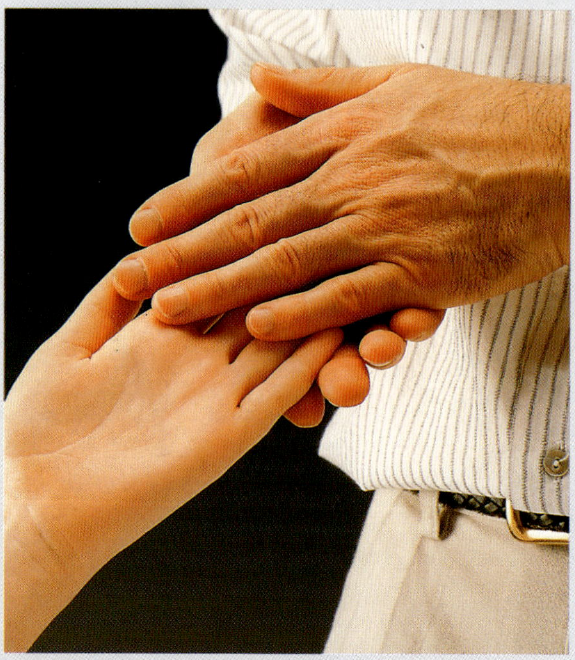

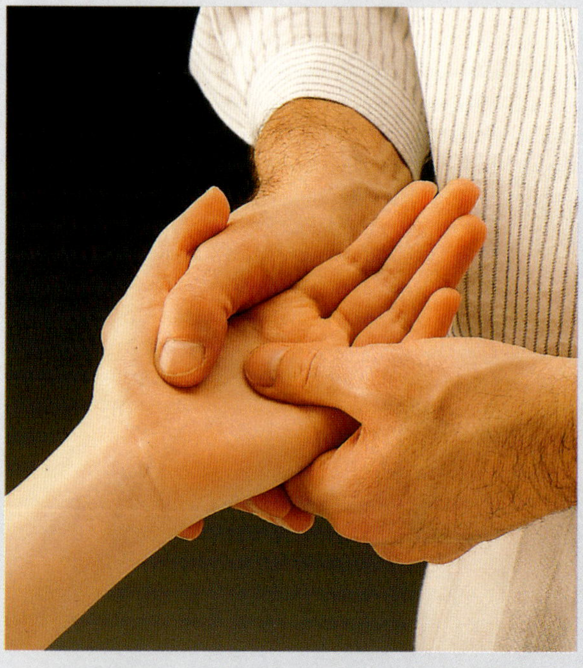

3 Massez la paume avec le talon de la main. Complétez le mouvement en lissant délicatement la main jusqu'au bout des doigts.

4 Déployez et étirez la main tout en utilisant vos pouces pour effectuer des mouvements de pétrissage circulaires.

5 Retournez la main. Saisissez tour à tour chacun des doigts de votre partenaire et imprimez de petits mouvements de friction-rotation-traction sur toute la longueur du doigt.

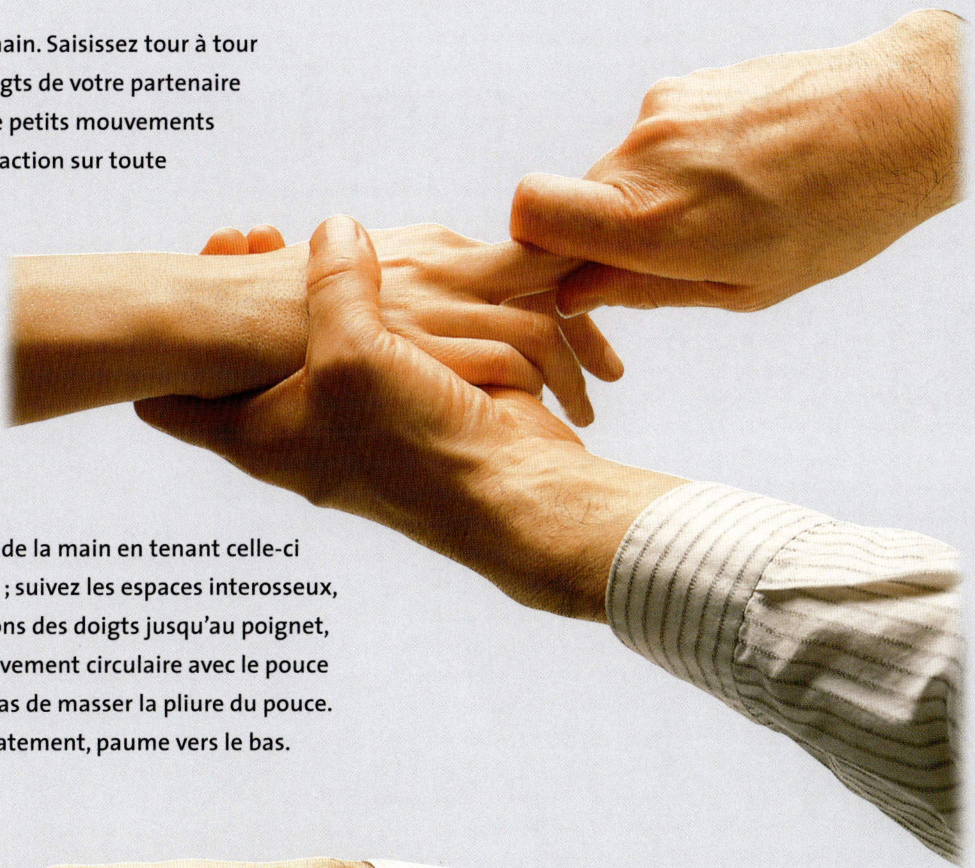

6 Massez le dos de la main en tenant celle-ci par le poignet ; suivez les espaces interosseux, des articulations des doigts jusqu'au poignet, en effectuant un mouvement circulaire avec le pouce et l'index. N'oubliez pas de masser la pliure du pouce. Reposez la main délicatement, paume vers le bas.

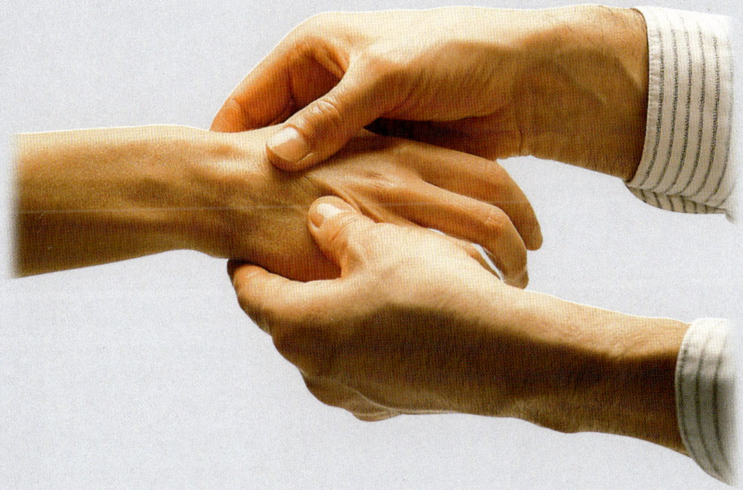

7 Répétez l'effleurage du poignet à l'épaule pour compléter le massage et terminez par un lent glissement descendant jusqu'à la main, puis le long du majeur, avant de rompre le contact. Tenez la main encore un moment après l'avoir reposée.

8 Couvrez-la avec une serviette, passez de l'autre côté et répétez la procédure pour l'autre main.

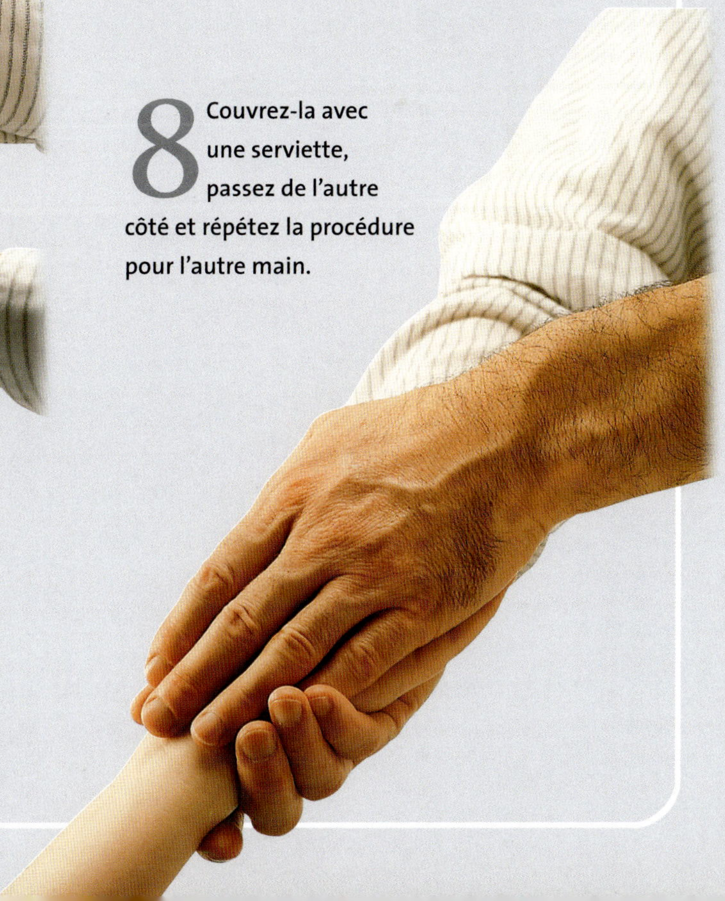

Massage de la **jambe**

Les jambes, musclées et charnues, tirent un immense profit des massages puissants et toniques, dont le malaxage et le pétrissage. Il est également important de travailler sur les articulations.

1 Placez un traversin ou une serviette roulée sous les genoux pour soulager la région lombaire si besoin. Découvrez une jambe, l'autre reste couverte.

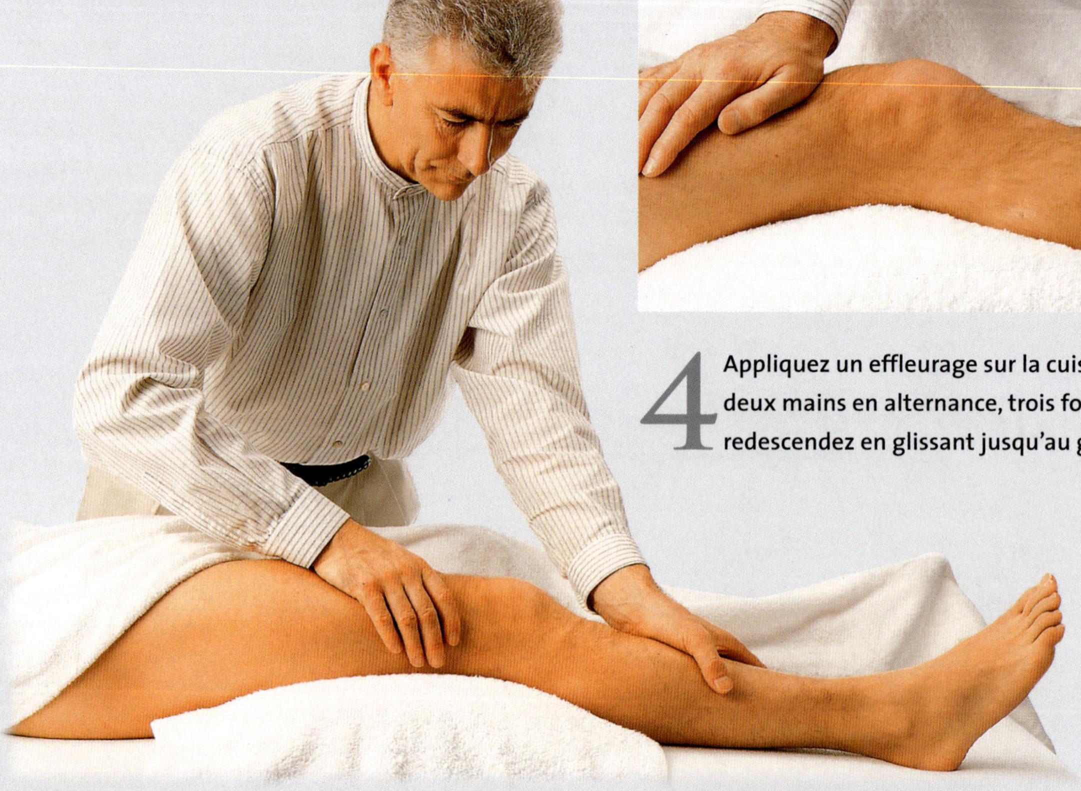

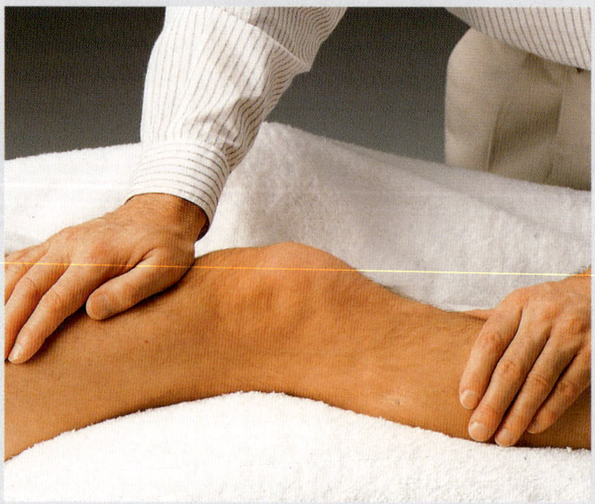

4 Appliquez un effleurage sur la cuisse avec vos deux mains en alternance, trois fois de suite ; redescendez en glissant jusqu'au genou.

2 Appliquez l'huile en pratiquant un effleurage de la jambe. Massez la face antérieure en veillant à ne pas exercer de pression sur le genou.

3 En partant du pied, appliquez un effleurage, les mains l'une devant l'autre en cornet ; soulevez les mains au niveau du genou mais suivez son contour avec le pouce et l'index.

5 Suivez le contour de la rotule avec les pouces. Déplacez délicatement la rotule latéralement avec les pouces.

6 En travaillant des pieds vers le genou, suivez les contours des os avec les pouces (facultatif).

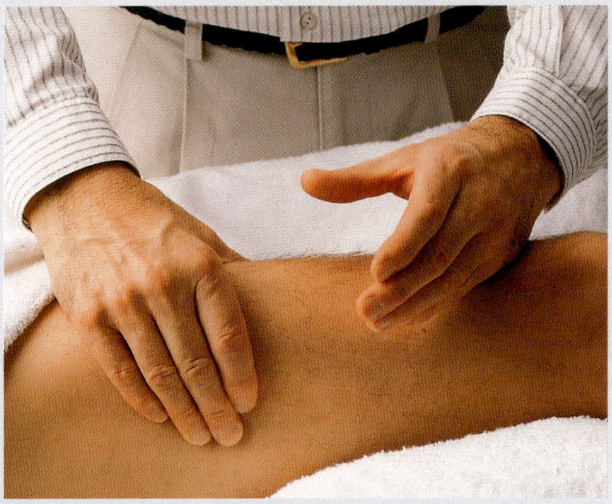

7 Commencez à malaxer la cuisse en saisissant la chair entre le pouce et les autres doigts ; montez et descendez six fois.

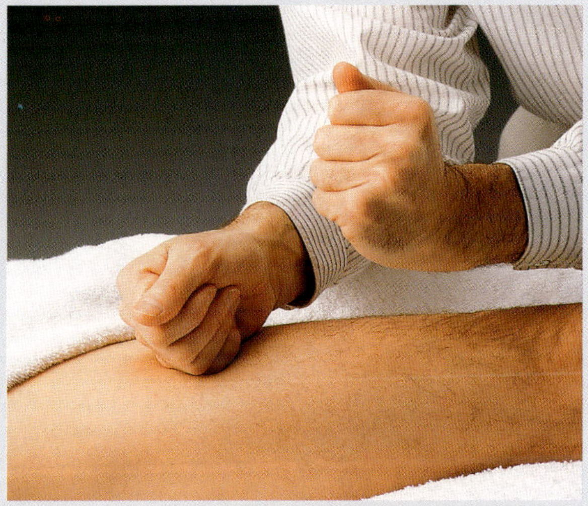

8 Pétrissez le haut de la cuisse et massez-la en utilisant des techniques de percussion.

9 Appliquez la technique de pétrissage, qui utilise le roulement des pouces. Procédez délicatement lorsque vous saisissez la peau fine et les fibres musculaires de l'intérieur de la cuisse.

10 Reposez la jambe à plat en l'accompagnant et vérifiez que votre partenaire est bien installé avant de poursuivre.

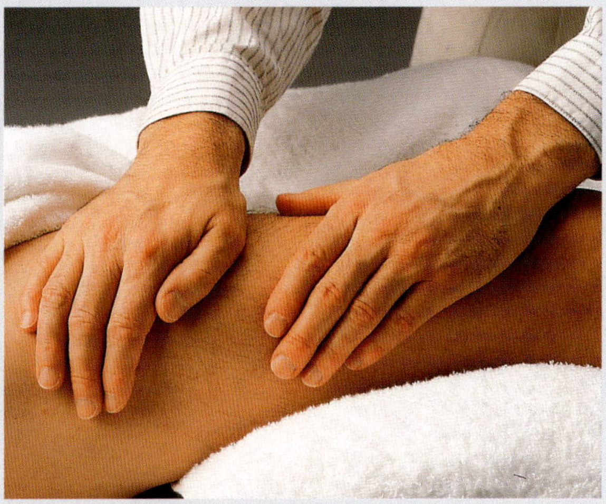

11 Appliquez un effleurage sur la jambe entière au moins trois fois, une main devant l'autre. Pour terminer le mouvement, caressez le pied.

12 Si vous souhaitez étirer un peu la jambe, installez-vous aux pieds de votre partenaire, prenez le talon dans une main et, de l'autre, tirez doucement le pied vers vous.

13 Appliquez de nouveau un effleurage sur la jambe entière et terminez en glissant sur toute la surface du pied. Couvrez la jambe massée avec une serviette et laissez le pied et la cheville découverts pour faire un massage du pied.

14 Si vous terminez maintenant, tenez le pied un moment avec vos deux mains, puis couvrez la jambe avec une serviette et déplacez-vous de l'autre côté pour pratiquer ce même massage sur l'autre jambe.

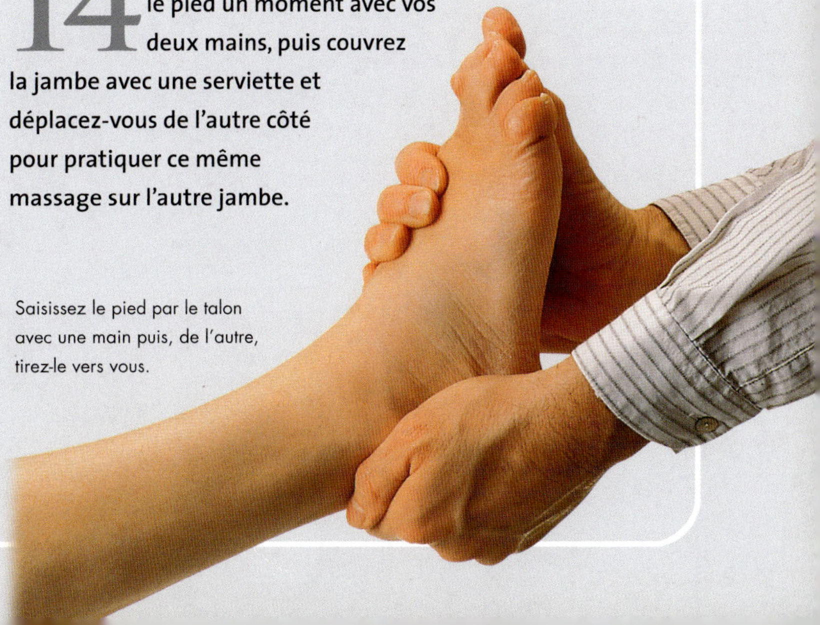

Saisissez le pied par le talon avec une main puis, de l'autre, tirez-le vers vous.

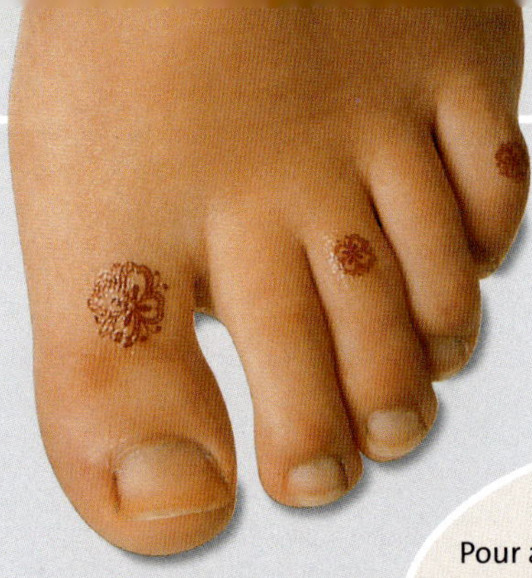

Massage du **pied**

RELAXATION

Pour atteindre un état de profonde relaxation, optez pour des techniques douces ; pour un résultat plus tonique, accélérez le tempo.

Si vous avez peu de temps, un massage du pied se révèle très bénéfique. Si vos pieds sont en forme, vous le serez aussi !

1 Votre partenaire peut être allongé ou semi-allongé ; l'essentiel est qu'il soit détendu. Vous pouvez surélever les pieds en plaçant une serviette roulée sous les chevilles, près du mollet.

2 Découvrez le pied droit. Placez-vous face à votre partenaire et saluez ses pieds ! – Eh oui, dites « Bonjour ! » et prenez-en un dans vos mains.

3 Décontractez le pied en l'entourant de vos mains et en le balançant doucement en un mouvement de poussée/traction.

4 Avec votre main droite, tirez les orteils vers vous en les pliant légèrement.

5 Relaxez la cheville en la faisant doucement rouler entre vos mains.

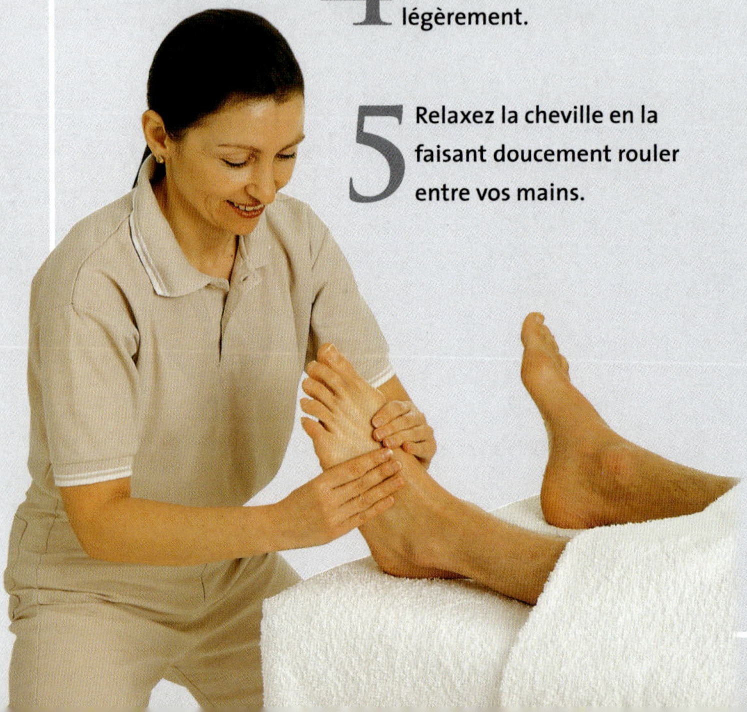

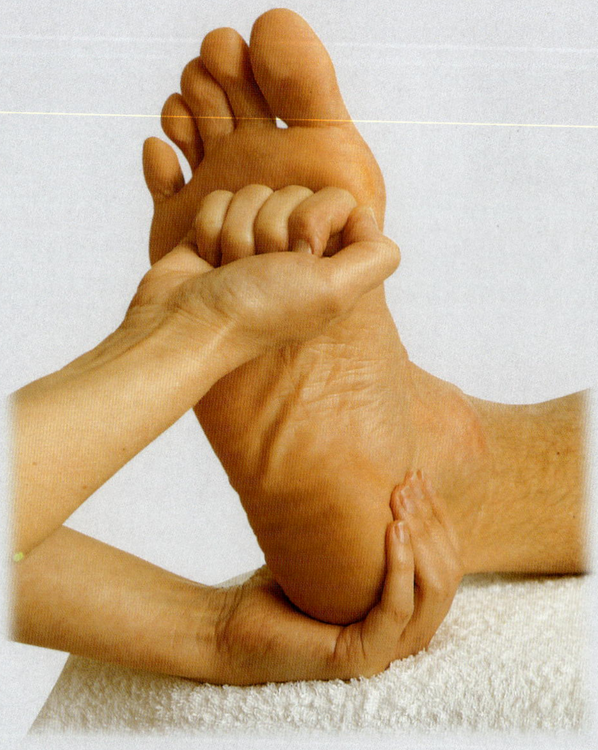

6 Mettez de l'huile sur vos mains, frottez-les l'une contre l'autre pour l'étaler et, en tenant le pied dans la main gauche, massez la voûte plantaire avec la paume droite en un mouvement circulaire. Puis malaxez-la avec le poing, fermement.

7 Caressez le cou de pied avec les pouces, en exerçant une pression légère mais néanmoins sensible ; une pression trop forte affecterait le système digestif.

8 Caressez le dessus du pied jusqu'aux orteils en pressant le long des sillons, entre les tendons ; prenez les orteils entre vos doigts.

9 Prenez les orteils un par un et massez-les avec le pouce en décrivant de très petits cercles.

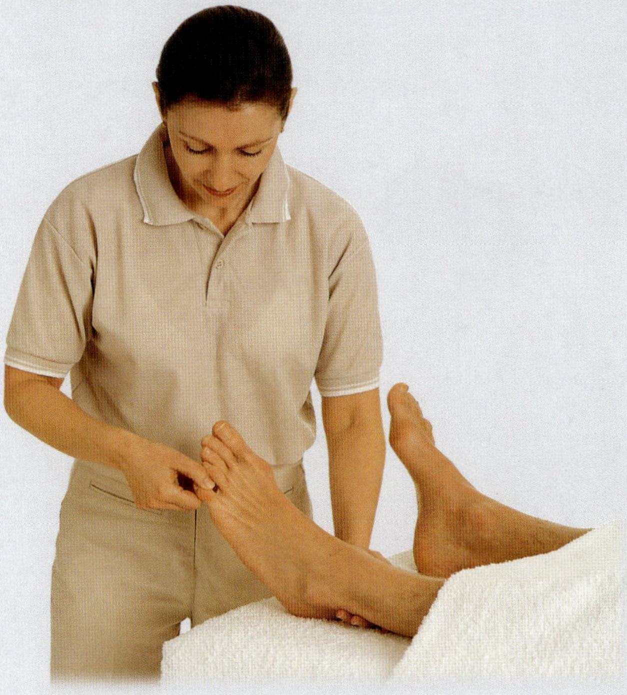

10 Faites tourner et étirez chaque orteil.

11 En soutenant le pied d'une main, parcourez la plante avec les pouces en petits mouvements circulaires de part et d'autre de la ligne médiane, du talon vers les orteils.

12 Étirez en tournant le gros orteil vers l'extérieur ; relâchez puis tournez-le vers le centre. Tirez les orteils vers vous en étirant doucement le dessus du pied.

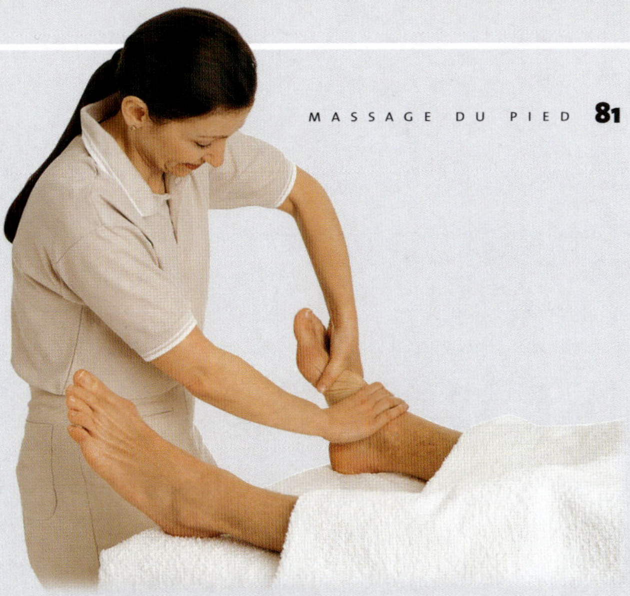

13 Vous pouvez également exercer un mouvement de torsion.

14 Une main après l'autre, massez délicatement le dos du pied, des orteils à la cheville.

15 Les talons de vos mains plaqués autour du talon du pied, décrivez des cercles en vous cantonnant à la zone osseuse.

16 Pratiquez un effleurage sur le dos du pied, des chevilles aux orteils, et terminez en tirant sur ceux-ci. Couvrez le pied avec une serviette et laissez reposer vos mains sur le pied et la jambe un moment avant de passer à l'autre pied.

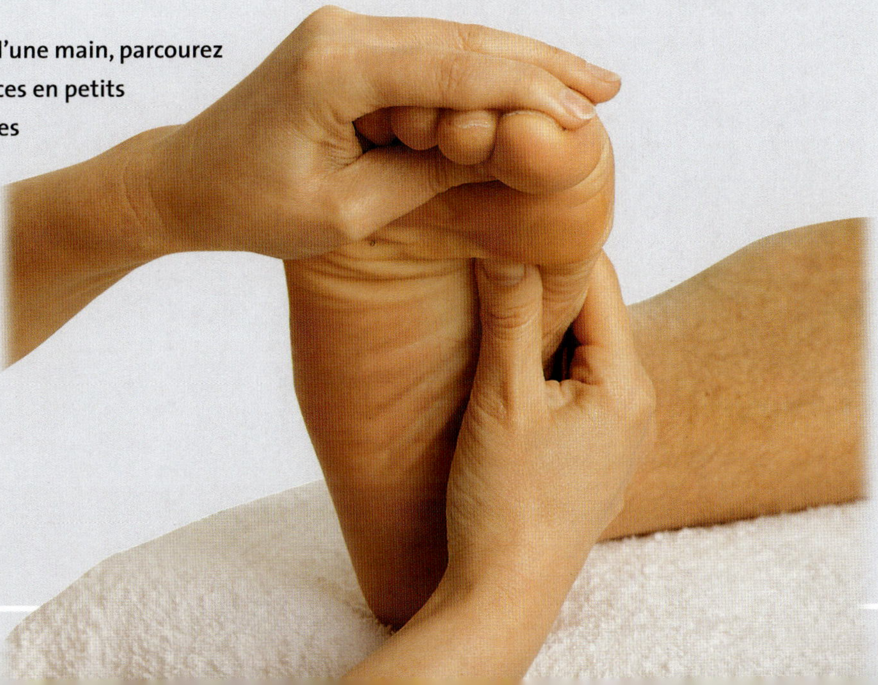

Massage du **mollet**, de la **cuisse** et de la **fesse**

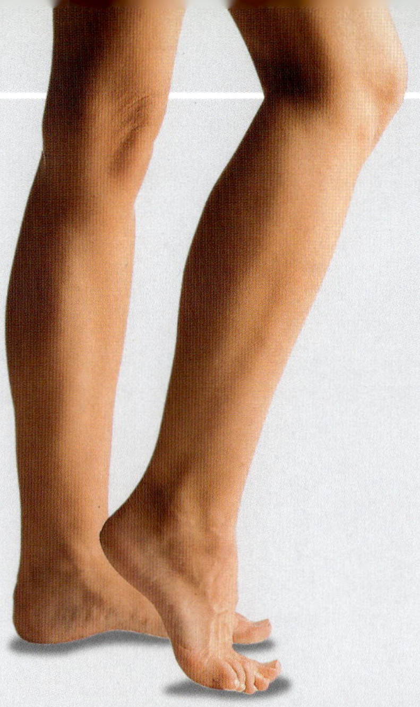

Demandez à votre partenaire de s'allonger à plat ventre, en prenant son temps, sans se brusquer.

1 Pour ce massage, votre partenaire est allongé sur le ventre, dans une position confortable et recouvert d'une serviette de bain.

2 Découvrez une jambe. Avec de l'huile, appliquez un effleurage sur la jambe entière, des orteils aux fesses.

3 Effleurez ensuite le bas de la jambe puis pratiquez des effleurages roulants du talon à la pliure du genou, les deux mains croisées et formant un V.

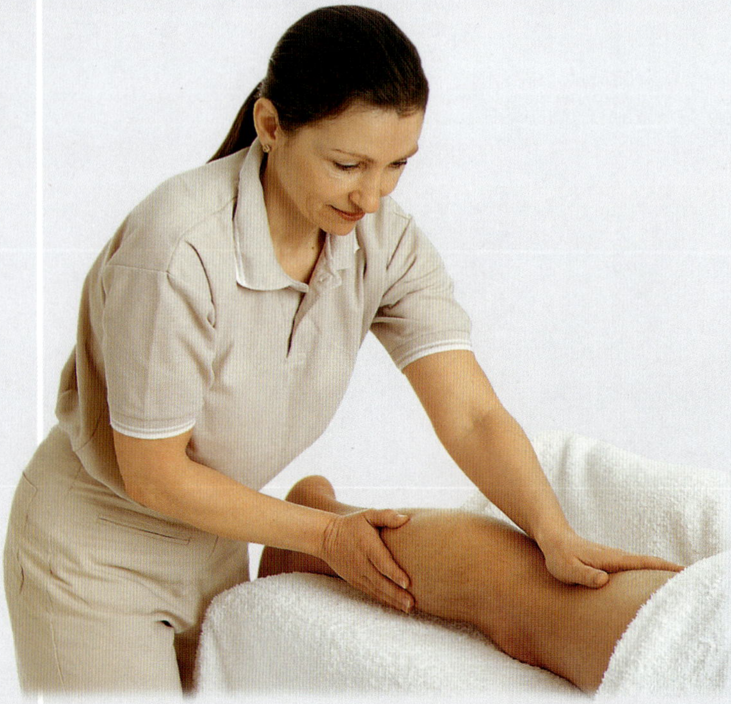

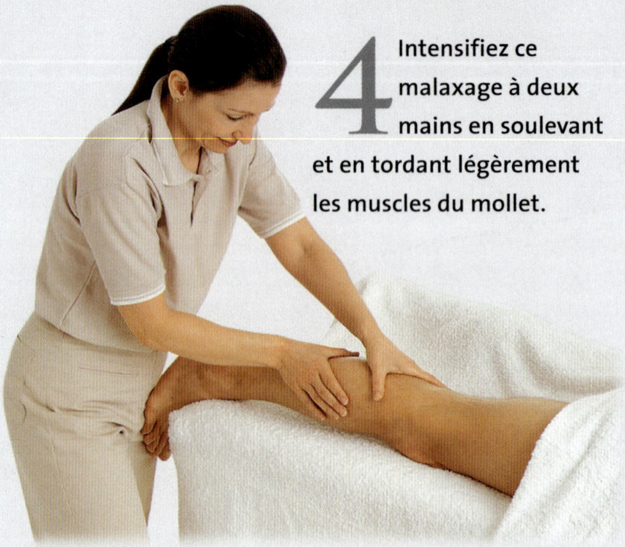

4 Intensifiez ce malaxage à deux mains en soulevant et en tordant légèrement les muscles du mollet.

5 En partant de la cheville, utilisez alternativement vos deux pouces pour remonter graduellement en mouvements courts et fermes le long du mollet.

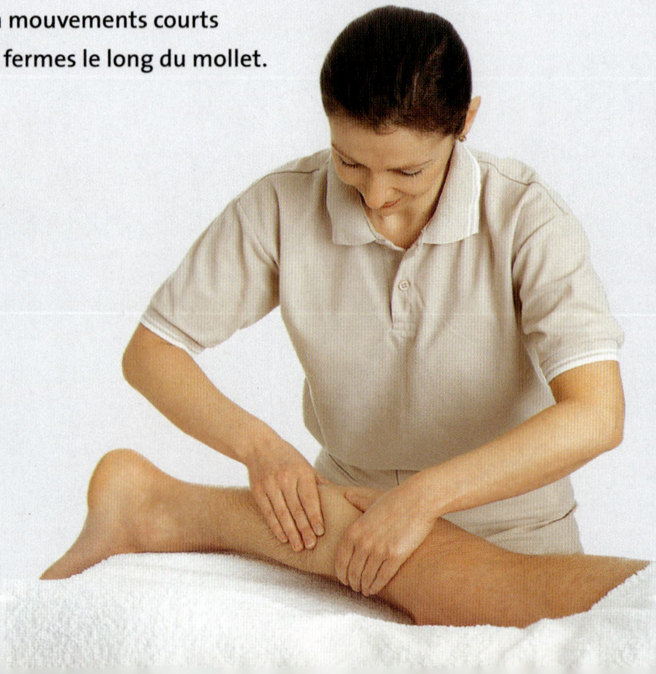

6 Répétez l'effleurage sur la partie inférieure de la jambe puis revenez à la cuisse ; appliquez un effleurage en remontant de la pliure du genou jusqu'aux fesses.

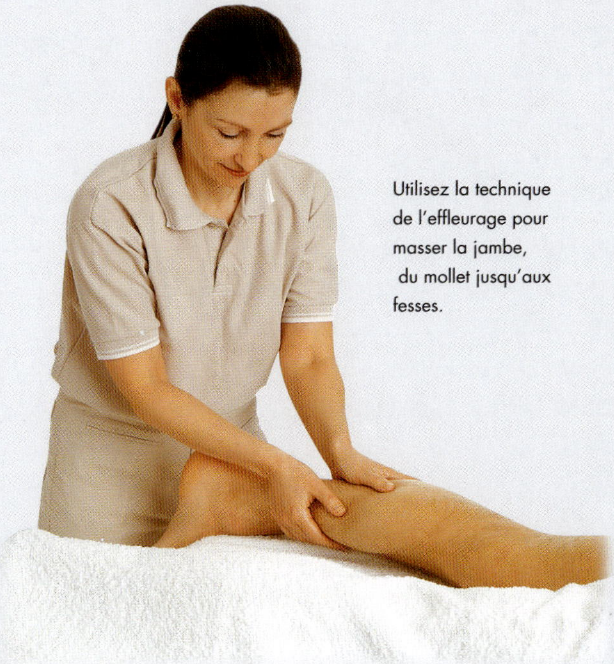

Utilisez la technique de l'effleurage pour masser la jambe, du mollet jusqu'aux fesses.

7 Remontez la cuisse avec des mouvements drainants avec les pouces – déplacez-les vers les côtés de la cuisse en exerçant une pression ferme. Vous pouvez également utiliser le talon de la main.

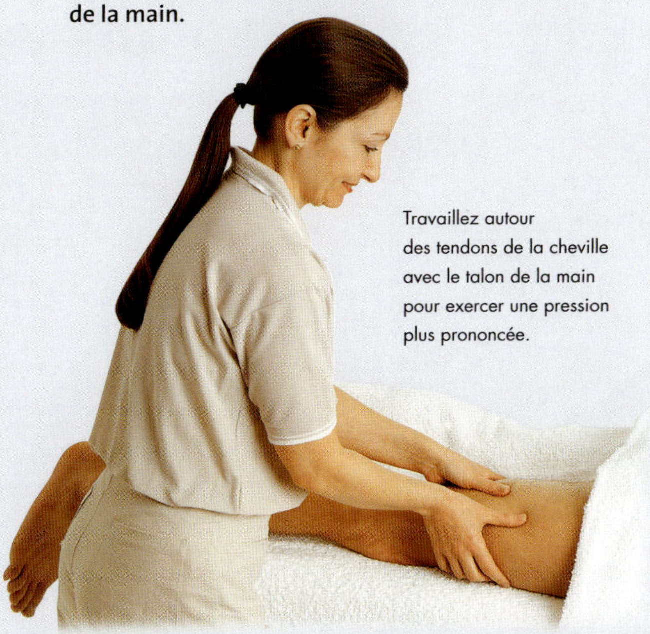

Travaillez autour des tendons de la cheville avec le talon de la main pour exercer une pression plus prononcée.

8 Répétez le drainage, cette fois-ci en pressant avec les poings.

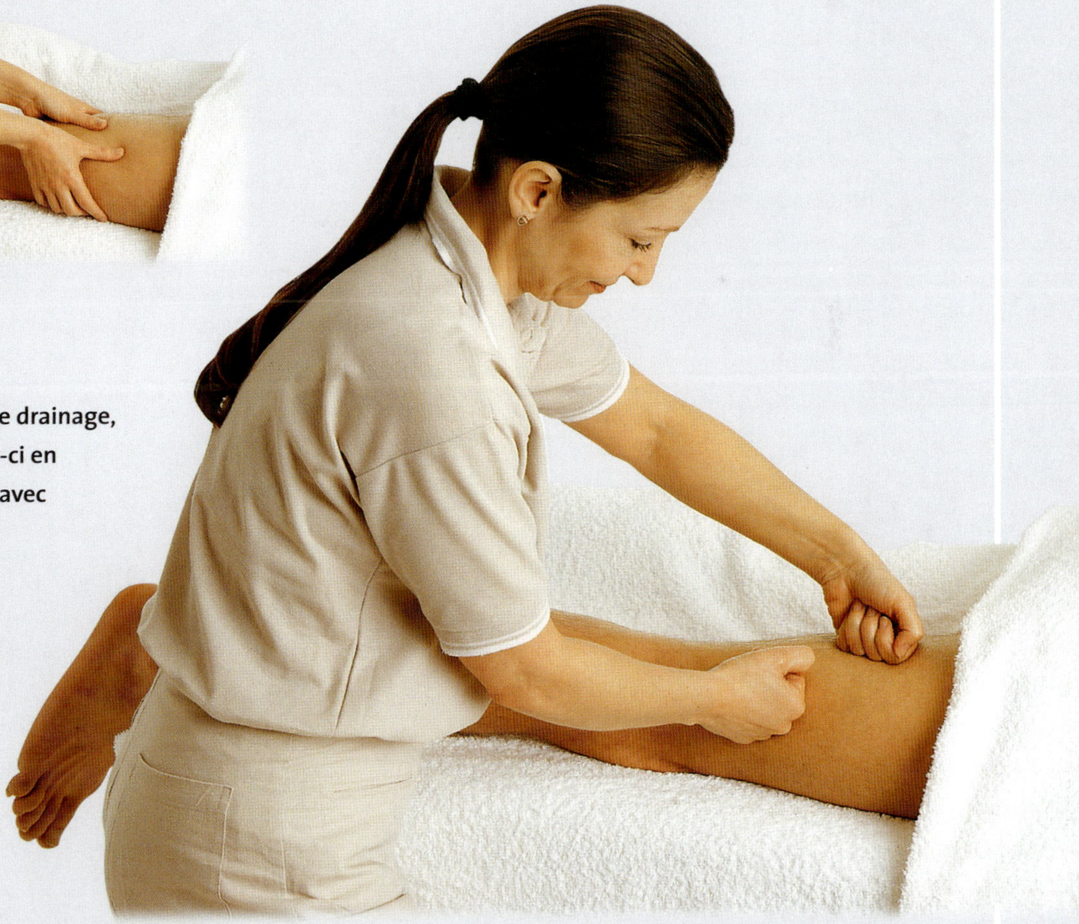

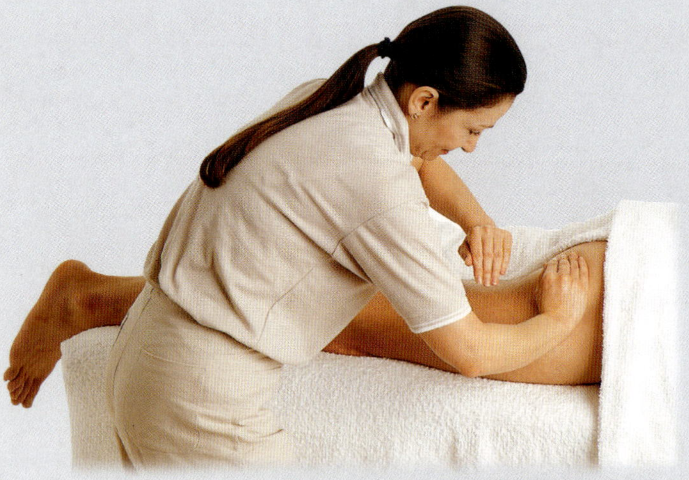

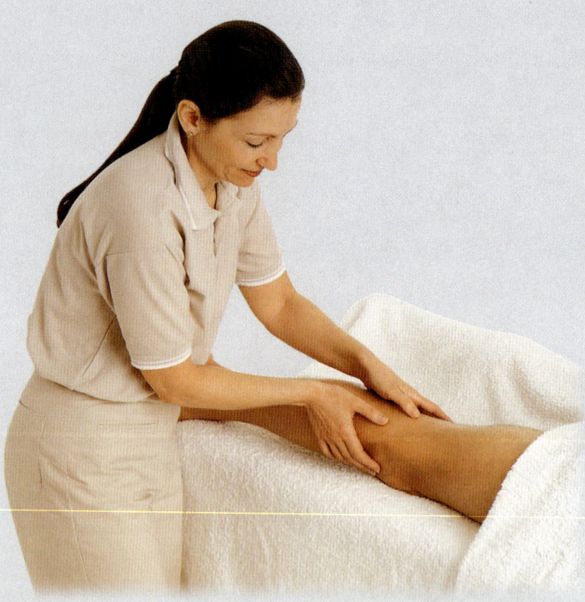

9 Les mains en cornet, effectuez des mouvements de percussion sur les zones graisseuses de la cuisse ainsi que sur les fesses (utilisez la tranche du poing ou la tranche de la main pour hacher). Agissez sur le grand muscle fessier.

11 Décrivez des cercles avec les pouces sur la pliure du genou.

10 Effleurez la cuisse en glissant doucement jusqu'à la pliure du genou.

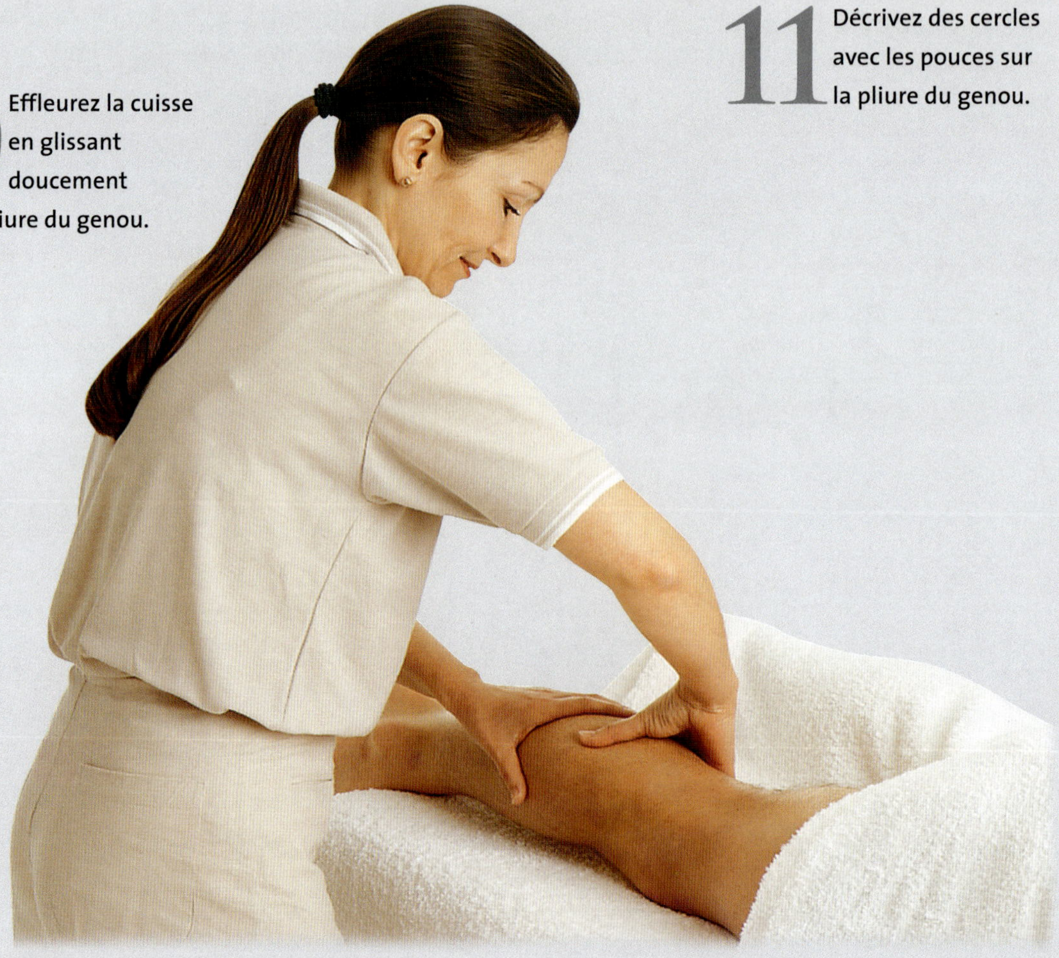

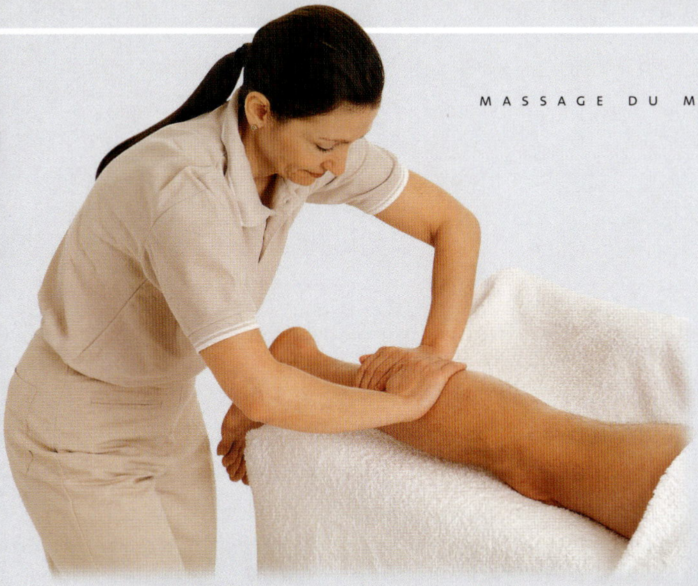

CONSEIL
La région des fesses emmagasine une grande quantité de stress mais elle peut aussi être très chatouilleuse. Essayez de prévoir quelle sera la réaction de votre partenaire.

12 Appliquez un effleurage sur toute la surface de la jambe, du pied jusqu'aux fesses, avec les deux mains croisées ; redescendez en glissant. Répétez ce mouvement trois fois.

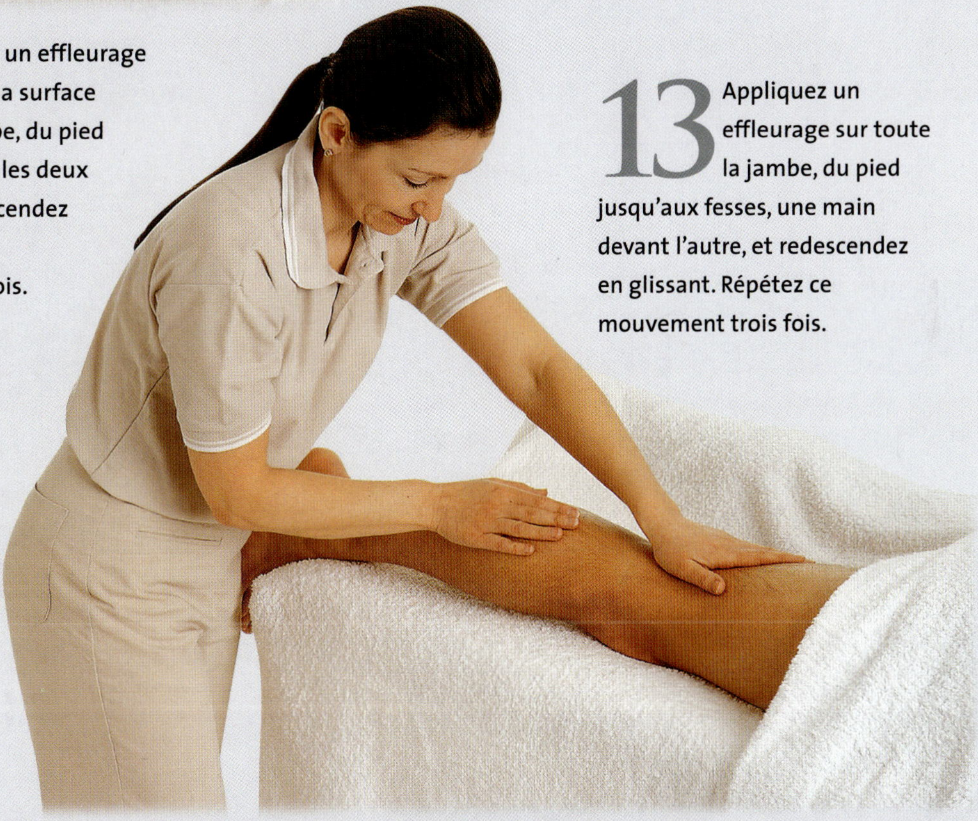

13 Appliquez un effleurage sur toute la jambe, du pied jusqu'aux fesses, une main devant l'autre, et redescendez en glissant. Répétez ce mouvement trois fois.

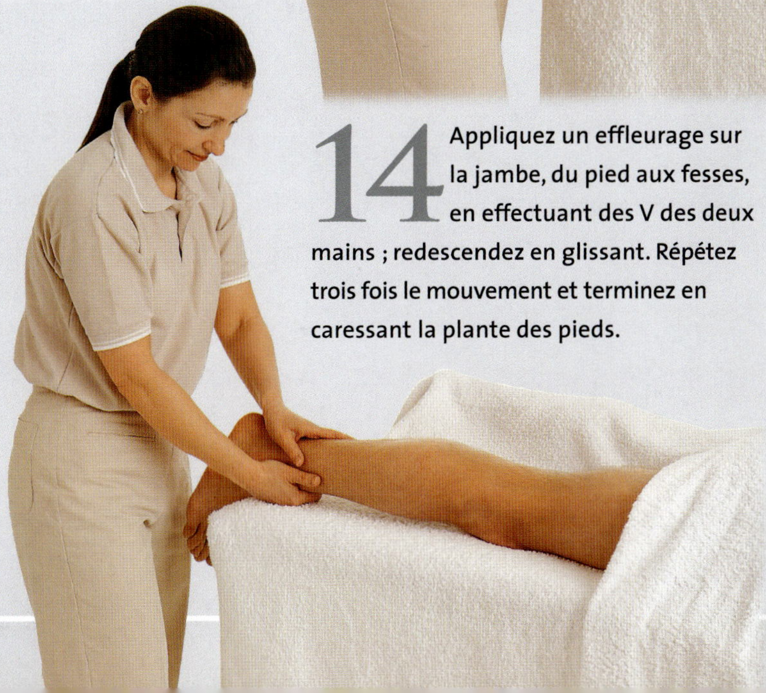

14 Appliquez un effleurage sur la jambe, du pied aux fesses, en effectuant des V des deux mains ; redescendez en glissant. Répétez trois fois le mouvement et terminez en caressant la plante des pieds.

15 Terminez par un étirement léger puis tenez la cheville et le pied dans vos mains pendant un petit moment.

16 Couvrez la jambe avec la serviette, puis répétez la séquence sur l'autre jambe.

Massage du **dos**

Un massage complet du dos est souvent suivi d'un massage de la tête, mais ce dernier n'est pas indispensable. Pour pratiquer ce massage, un éventail de techniques est à votre disposition.

1 Votre partenaire doit être bien installé et se sentir à l'aise. Établissez le contact. Placez-vous à sa tête et secouez doucement ses épaules en les balançant.

2 Placez-vous sur le côté et étirez le dos à partir du milieu en utilisant vos deux mains à distance l'une de l'autre – observez un temps de repos après chaque étirement.

3 Si vous avez assez de pratique et que vous vous sentez en confiance, croisez vos bras et placez une main sur l'épaule et l'autre sur le haut de la fesse et étirez le dos. Répétez sur l'autre côté du dos.

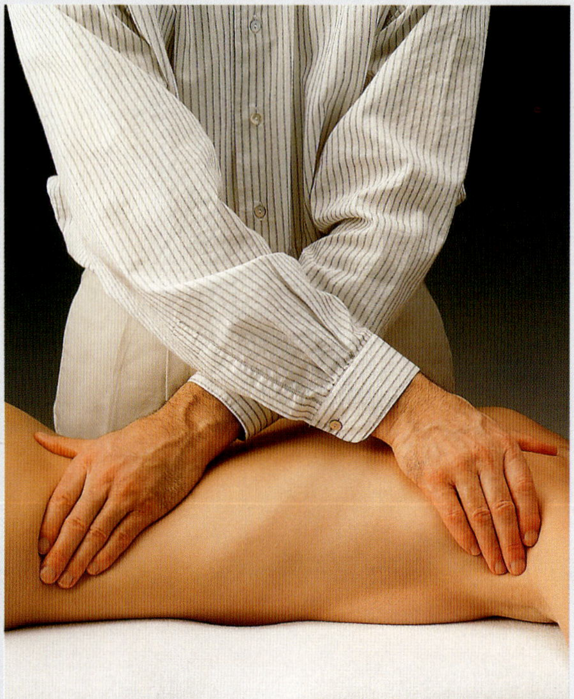

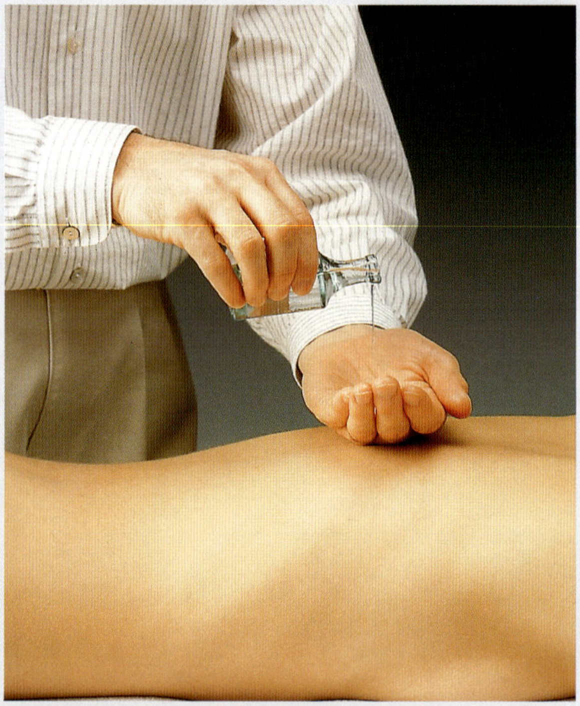

4 Attendez un moment puis appliquez l'huile de massage. Faites un examen visuel du dos.

5 Placez-vous à la tête ou à côté de votre partenaire et appliquez un effleurage sur toute la surface du dos, les mains de part et d'autre de la colonne vertébrale en exerçant une pression régulière. Remontez jusqu'au cou en glissant.

CONSEIL

Assurez-vous que la pièce est bien chauffée ; une grande partie du corps étant exposée pour ce massage, votre partenaire risque de prendre froid.

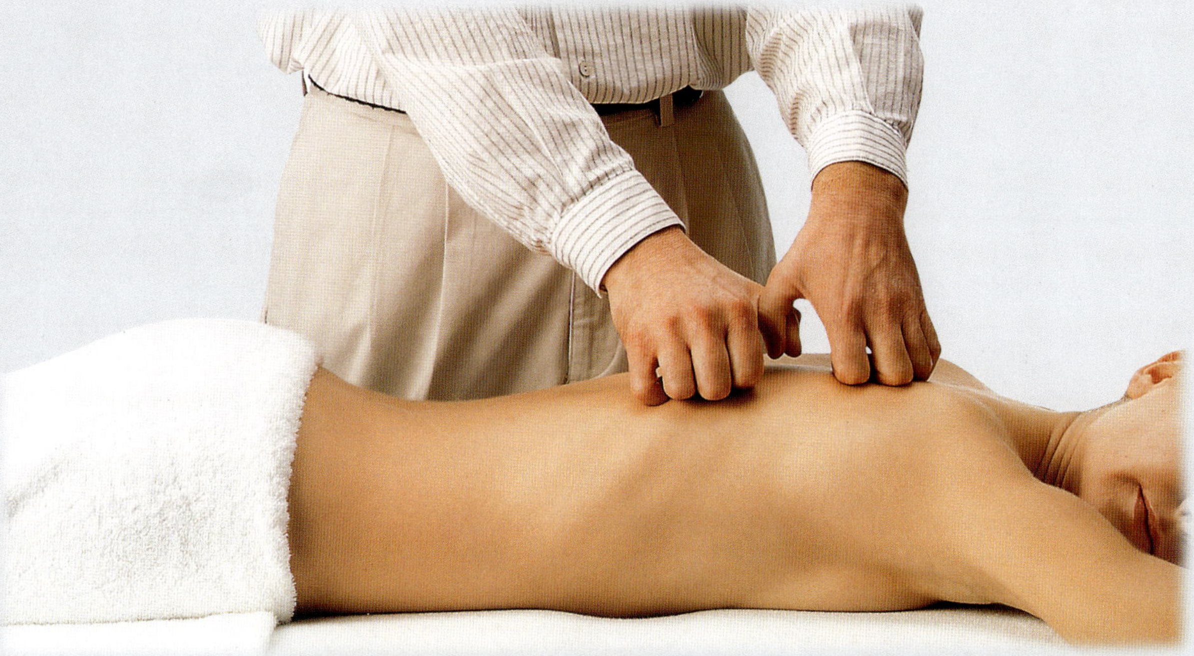

6 Vous pouvez descendre le long du dos en utilisant le dos des phalanges ; dépliez vos mains au niveau du sacrum pour remonter en glissant.

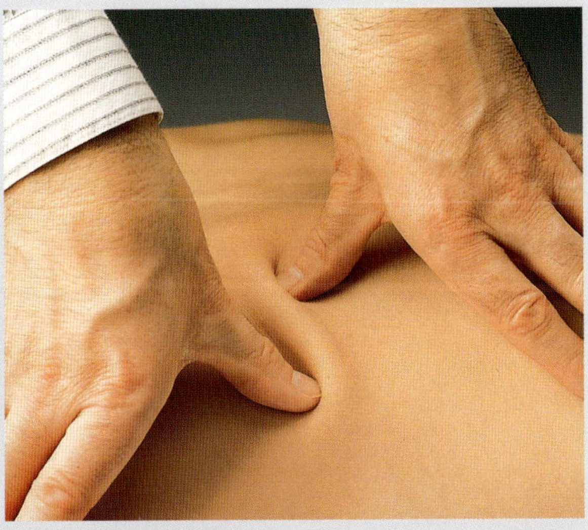

7 Utilisez la technique du roulement des pouces pour masser le dos ; partez des épaules et du bas de la nuque pour effectuer un mouvement descendant orienté vers l'extérieur.

8 Placez-vous sur le côté et effleurez la nuque avec le V de la main ; alternez avec le malaxage.

9 Placez-vous à la tête pour répéter les pressions du pouce, en poussant les muscles vers l'extérieur des deux côtés de la nuque.

10 Les pouces de part et d'autre de la colonne, suivez les contours de celle-ci (allégez la pression dans la région du sacrum), puis remontez jusqu'à la nuque en faisant glisser les mains.

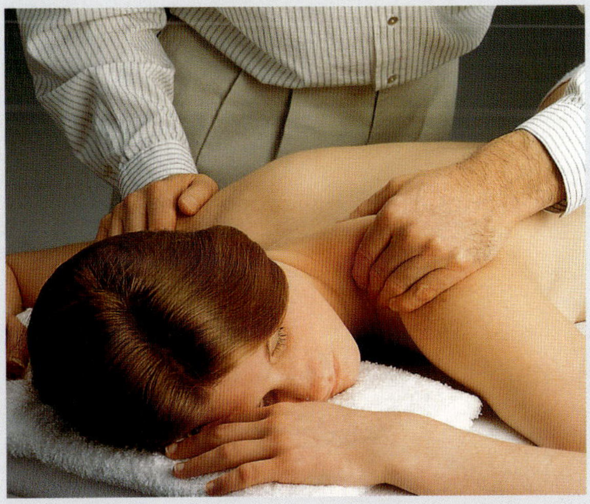

11 Faites rouler les muscles des épaules, en veillant à ne pas pincer la peau.

12 Placez-vous du côté opposé. Avec les articulations des doigts ou avec les pouces, massez la région du rhomboïde en suivant les contours de la cage thoracique. Évitez l'omoplate et la colonne vertébrale.

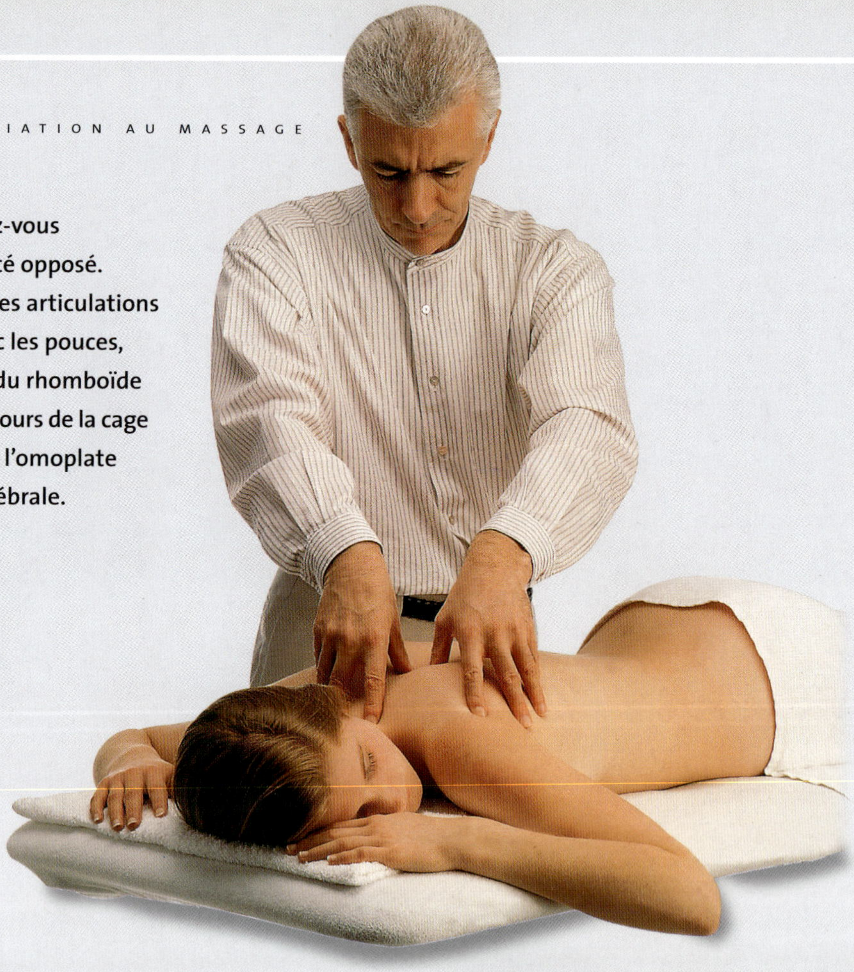

13 Avec le pouce ou la paume de la main, suivez le contour de l'omoplate. Malaxez et saisissez la face latérale du muscle.

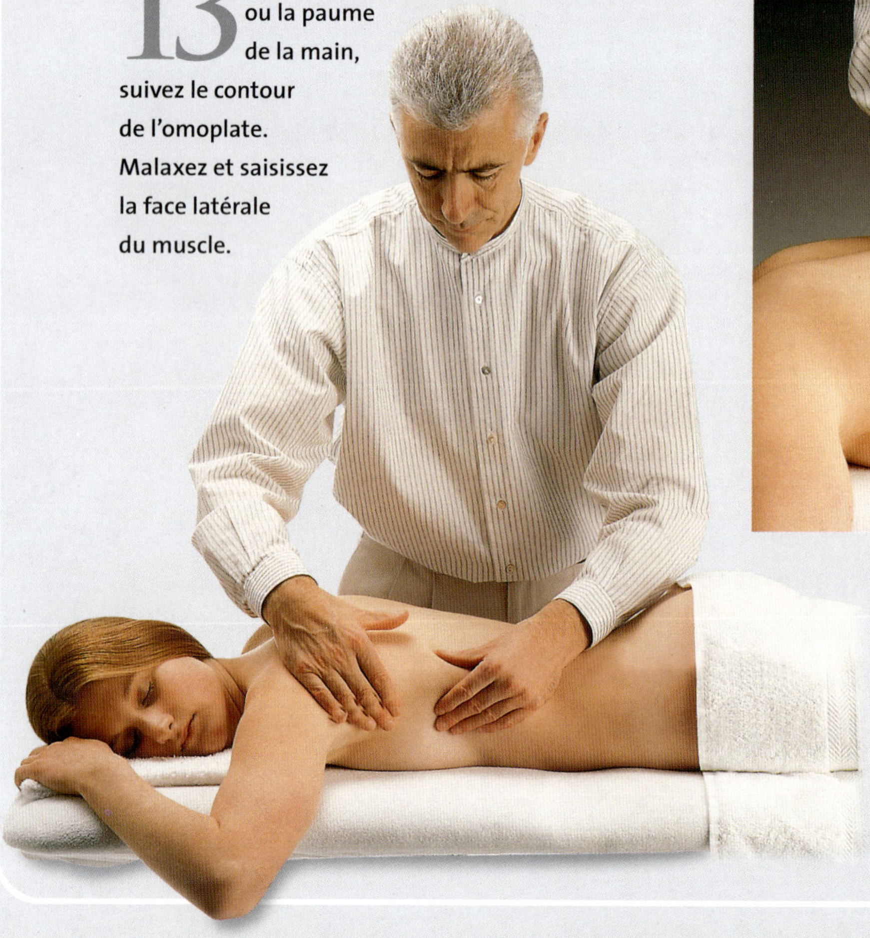

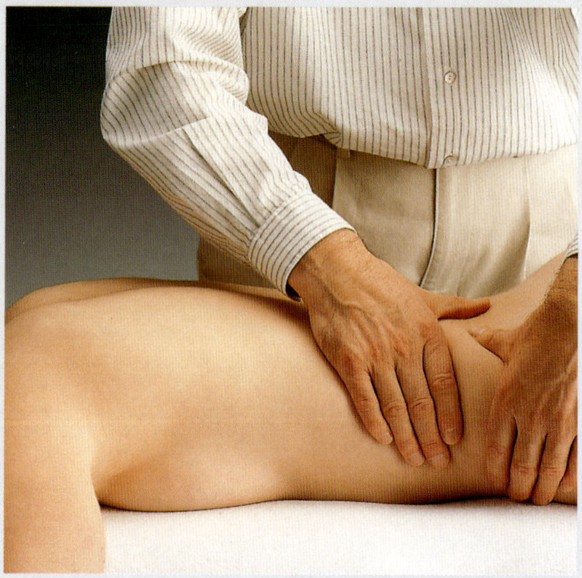

14 Appliquez un malaxage sur les faces latérales du tronc et sur le muscle fessier en alternant les mains.

1 Changez de côté et répétez les étapes 12, 13 et 14 (*voir* page ci-contre).

2 Décrivez des cercles en donnant de légers coups de poing du milieu du dos jusqu'au grand fessier (évitez la crête iliaque). Répétez les petits cercles avec les pouces.

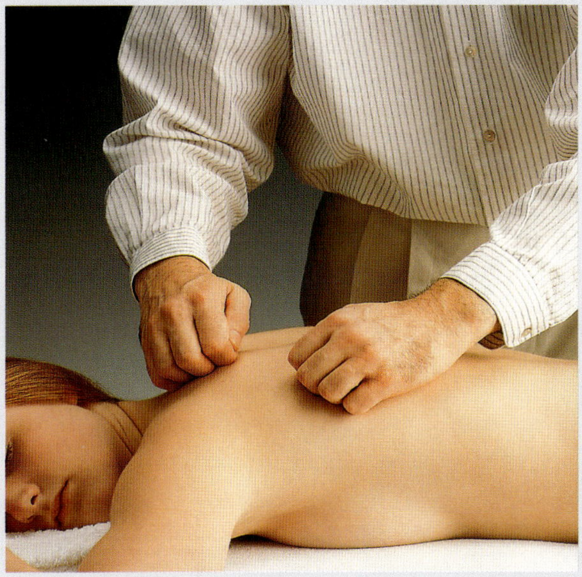

3 Répétez les légers coups de poing sur l'épaule.

4 Appliquez un effleurage sur toute la surface du dos, de bas en haut, et descendez en glissant les mains sur la peau.

5 Utilisez un mouvement d'effleurage pour remonter jusqu'à la nuque en évasant vos mains de chaque côté de la colonne. Vous pouvez vous replacer à la tête si vous préférez continuer l'effleurage en alternant les mains.

6 Couvrez le dos avec une serviette et concentrez l'énergie en posant une main sur le sacrum et l'autre sur l'épaule. Conservez cette position.

7 Massage de la tête (facultatif) : placez-vous derrière la tête et massez le cuir chevelu du bout des doigts en décrivant de petits cercles. Passez vos mains dans les cheveux en tirant légèrement sur leur racine pour exercer un effet stimulant. Lorsque vous avez terminé, lissez délicatement les cheveux du plat de la main.

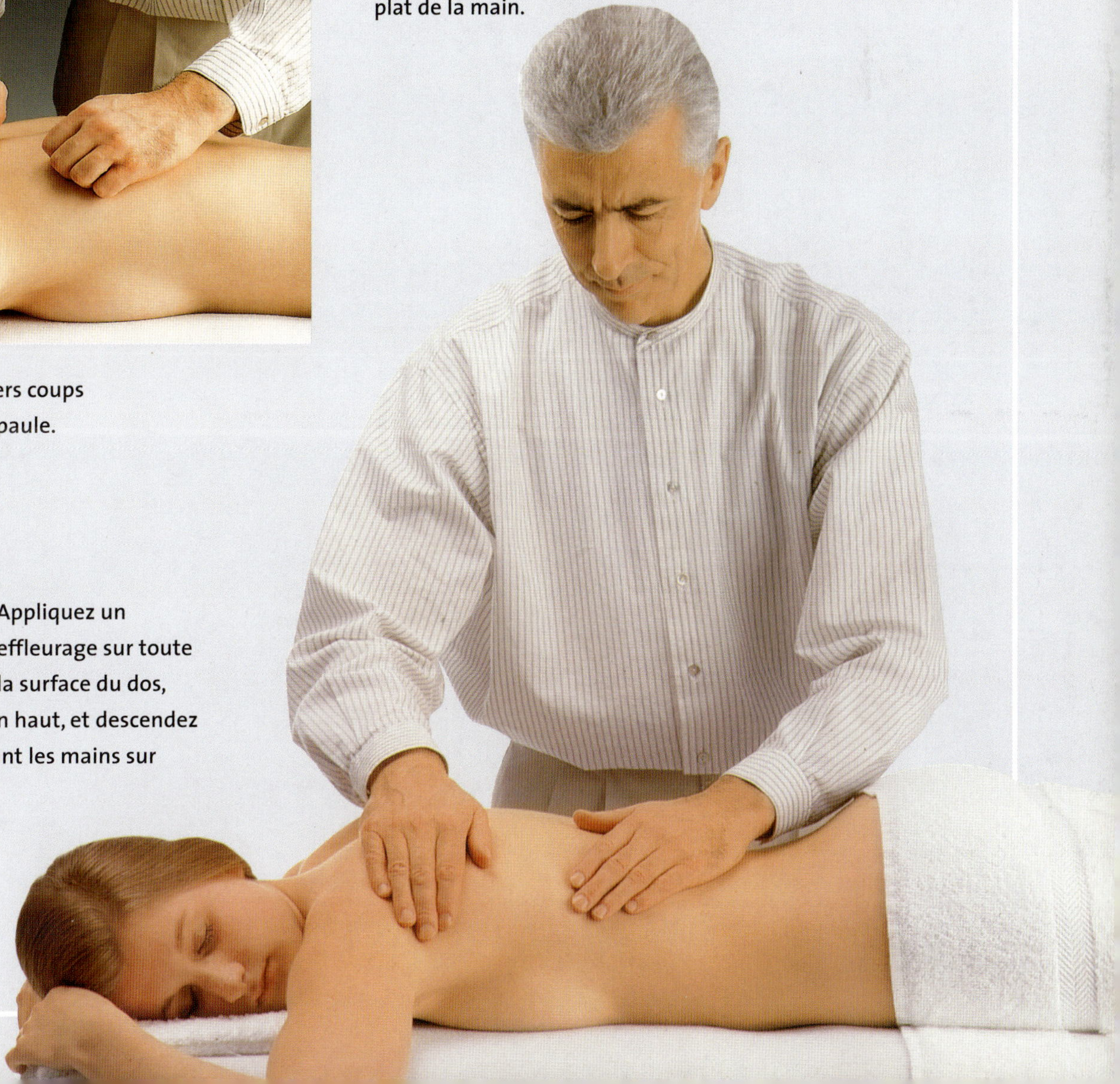

Techniques de **relaxation**

Un massage réussi vous laissera détendu. Retrouvez cette sensation en apprenant des techniques de relaxation que vous pourrez mettre en œuvre à n'importe quel moment. Une fois que vous serez parvenu à vous relaxer et à dénouer vos tensions, vous vous sentirez en pleine forme.

LE CONTRÔLE DE LA RESPIRATION

Inspirez la paix et le calme par le nez et expirez les tensions par la bouche ouverte. Essayez de visualiser le mot « paix » en grandes lettres blanches et le mot « tension » en lettres grises qui rapetissent à chaque expiration. Lorsque vous animez une séance, commencez en respirant trois fois, lentement et profondément, avec votre partenaire. La respiration yogique aide beaucoup à la relaxation. Les praticiens du Hatha yoga pensent que :

Lorsque la respiration est calme,
l'esprit est en paix.

MÉDITATION

La méditation est un état d'esprit, et il n'est pas nécessaire de rester assis dans la position du lotus pendant des heures chaque jour pour la pratiquer. Votre méditation progressera en fonction de l'agilité de votre esprit et de votre corps. La pratique régulière de la méditation a pour effet de stimuler le développement spirituel. En marge des exercices de méditation statique, vous aurez peut-être envie de pratiquer la méditation mobile. Savez-vous que votre corps possède son propre réveil ? Apprenez à vous en servir. Choisissez la durée de votre méditation avant de commencer et vous verrez avec la pratique que vous rétablirez le contact avec le monde extérieur au moment où vous l'avez décidé.

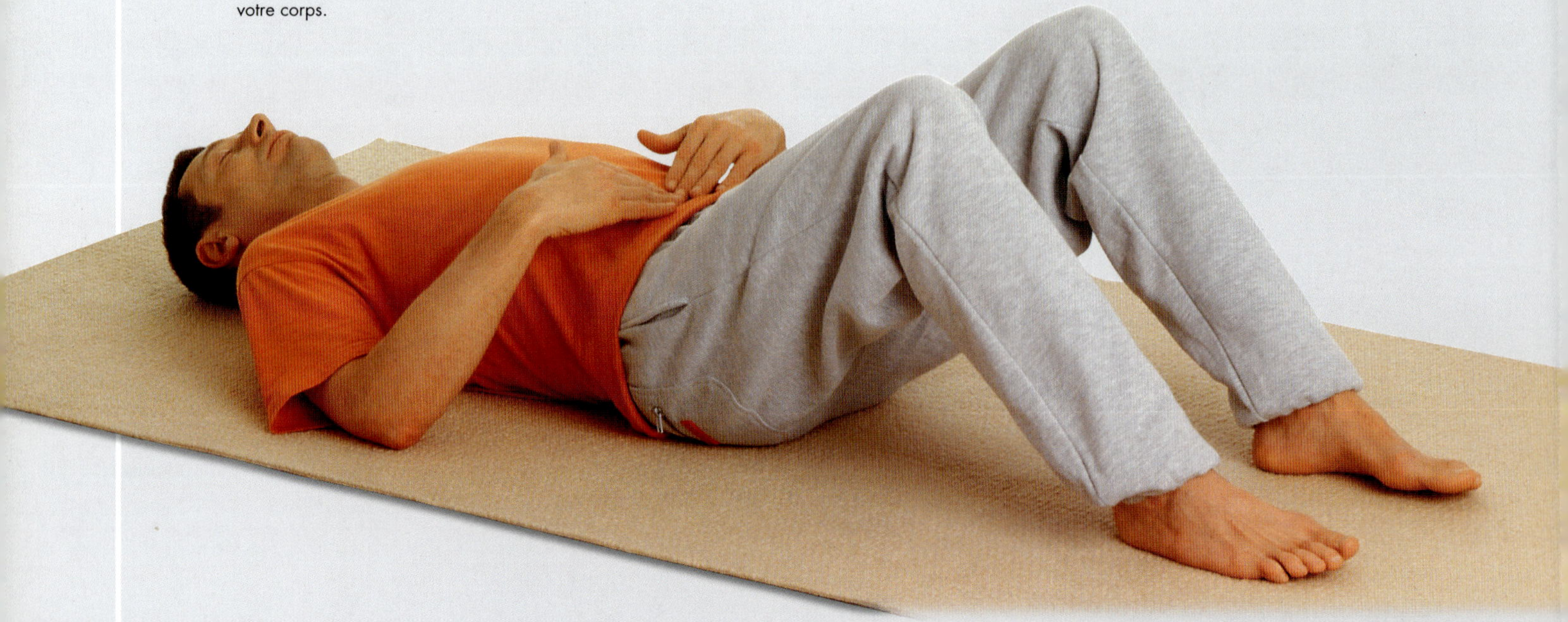

Allongez-vous confortablement et concentrez-vous sur votre respiration. Posez vos mains sur votre abdomen et sentez l'air s'écouler lentement à travers votre corps.

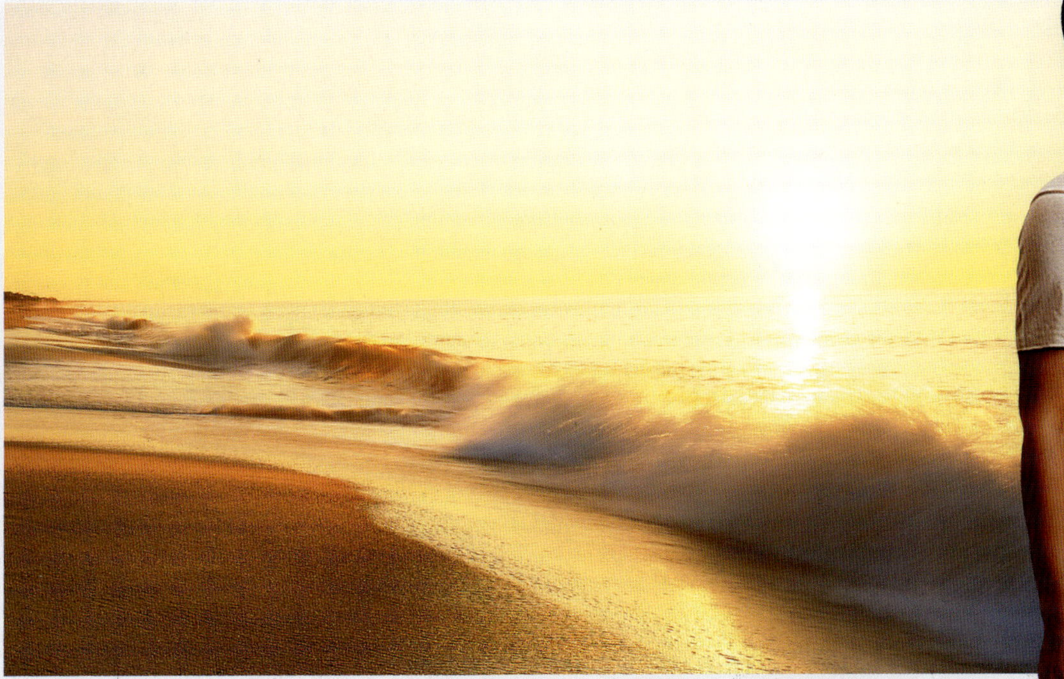

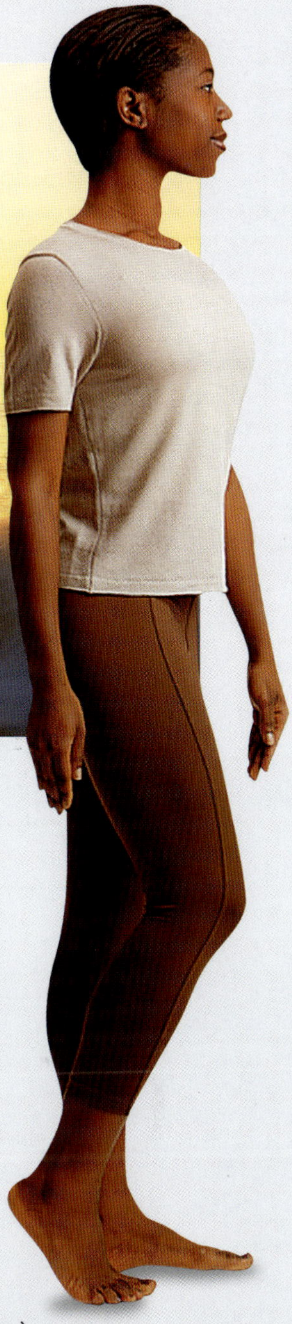

Lorsque vous pratiquez une méditation mobile, concentrez-vous sur une image mentale, comme le bord de mer, et pensez-y chaque fois que vous vous sentez stressé.

Lorsque vous pratiquerez un massage, vous verrez que la méditation mobile se met en œuvre dès que vous commencez à vous détendre. Ne vous forcez pas, laissez simplement les mouvements couler à travers votre corps, comme les vagues déferlent sur la plage. Sentez le rythme des vagues tandis que vous vous déplacez d'avant en arrière et latéralement, en ajustant votre cadence sur les bruits intérieurs de la plage. Le fait de lancer l'idée encourage le corps à se mouvoir. Vous éprouverez également de nouvelles sensations en bougeant votre corps en rythme.

Cette forme de méditation peut se pratiquer n'importe où. Au cours d'une promenade, concentrez-vous sur l'action de lever la jambe et de poser votre pied au sol. Sentez que vous prenez contact avec la surface sur laquelle vous évoluez. Concentrez-vous sur la sensation communiquée par la texture et la température de cette surface. À l'intérieur comme à l'extérieur, les récepteurs de votre cerveau vous stimuleront pour que vous éprouviez cette sensation d'enracinement dans chaque partie de votre corps et pas seulement dans les pieds. Prenez conscience de l'action mécanique qui se produit lorsque vous levez la jambe et la posez consciemment à chaque pas. Essayez de nouveau cet exercice, d'abord en fermant les yeux et en visualisant l'endroit où vous aimeriez être – dans un champ d'herbe haute, sur une grande plage de sable ensoleillée ou sur une plage de galets battue par les vents. Vous pouvez vous transporter n'importe où. Voilà un exemple de méditation mobile. Essayez encore. Vous être en train d'expérimenter une manière de vous couper du monde et d'effectuer un voyage intérieur pour un laps de temps défini.

La méditation est un exercice de l'esprit visant à déconnecter la personne qui la pratique de ses problèmes et de ses angoisses. Une méditation régulière permet d'atteindre un autre niveau de conscience, de contemplation et de relaxation.

Relaxation : conseils pratiques

Plantez le décor – une pièce chaude et confortable, des coussins douillets, un éclairage tamisé et une musique douce.

Débranchez le téléphone ou activez le répondeur pour éviter que l'on vous dérange.

Décidez du temps que vous allez consacrer à votre méditation et respectez-le. Sollicitez votre réveil interne en vous disant « je veux méditer pendant telle ou telle durée ».

S'il y a du monde à la maison, prévenez que vous ne souhaitez pas être dérangé pendant cette période préalablement définie.

Commencez par vous asseoir confortablement, au sol, le dos droit, un coussin sous les fesses, ou sur une chaise à dossier droit, ou encore à plat dos, la colonne vertébrale plaquée au sol.

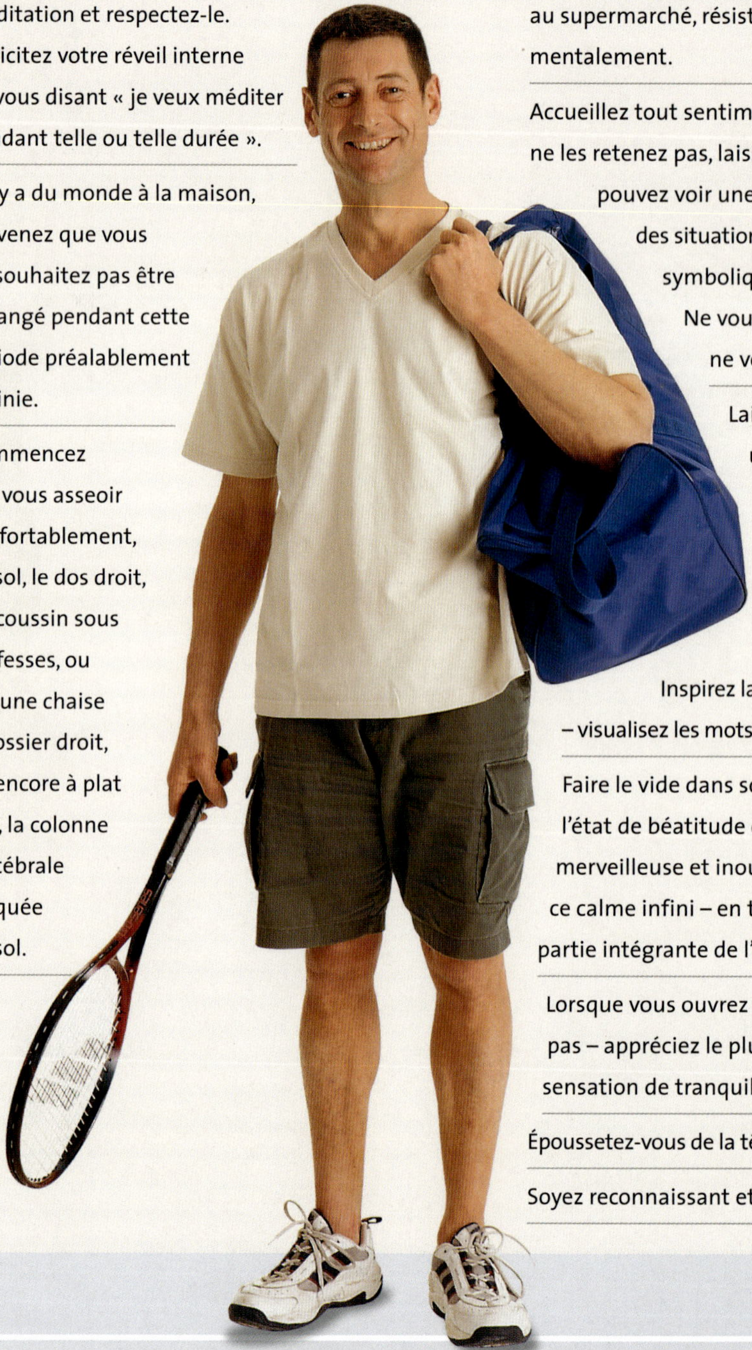

Fermez les yeux pour vous déconnecter du monde extérieur et de son agitation.

Soyez serein, calme et heureux. Souriez.

Entrez à l'intérieur de vous-même et devenez le spectateur de vos propres pensées, sans les suivre – par exemple, si vous pensez à faire les courses au supermarché, résistez à la tentation de les faire mentalement.

Accueillez tout sentiment ou visualisation mais ne les retenez pas, laissez-les juste passer. Vous pouvez voir une couleur, des paysages, des situations, des objets à signification symbolique ou alors rien du tout. Ne vous sentez pas floué si vous ne voyez rien.

Laissez vos pensées prendre un rythme de croisière et s'apaiser.

Vous pouvez diriger votre esprit et créer des pensées apaisantes.

Inspirez la paix et expirez les tensions – visualisez les mots qui entrent dans votre corps.

Faire le vide dans son esprit et expérimenter l'état de béatitude est une expérience merveilleuse et inoubliable. Ressentez ce calme infini – en tant qu'esprit, vous faites partie intégrante de l'univers/cosmos.

Lorsque vous ouvrez les yeux, ne vous précipitez pas – appréciez le plus longtemps possible cette sensation de tranquillité.

Époussetez-vous de la tête aux pieds, soupirez d'aise.

Soyez reconnaissant et souriez.

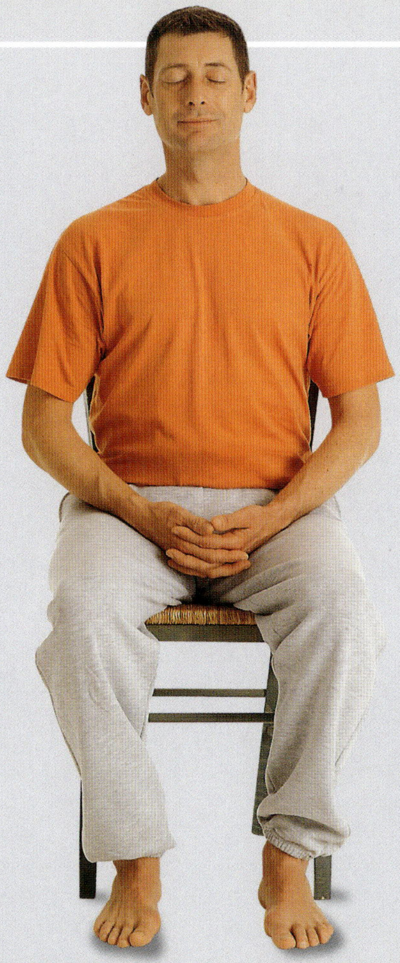

Reposez votre dos contre le dossier de la chaise et posez les pieds bien à plat sur le sol. Fermez les yeux et pénétrez à l'intérieur de votre être.

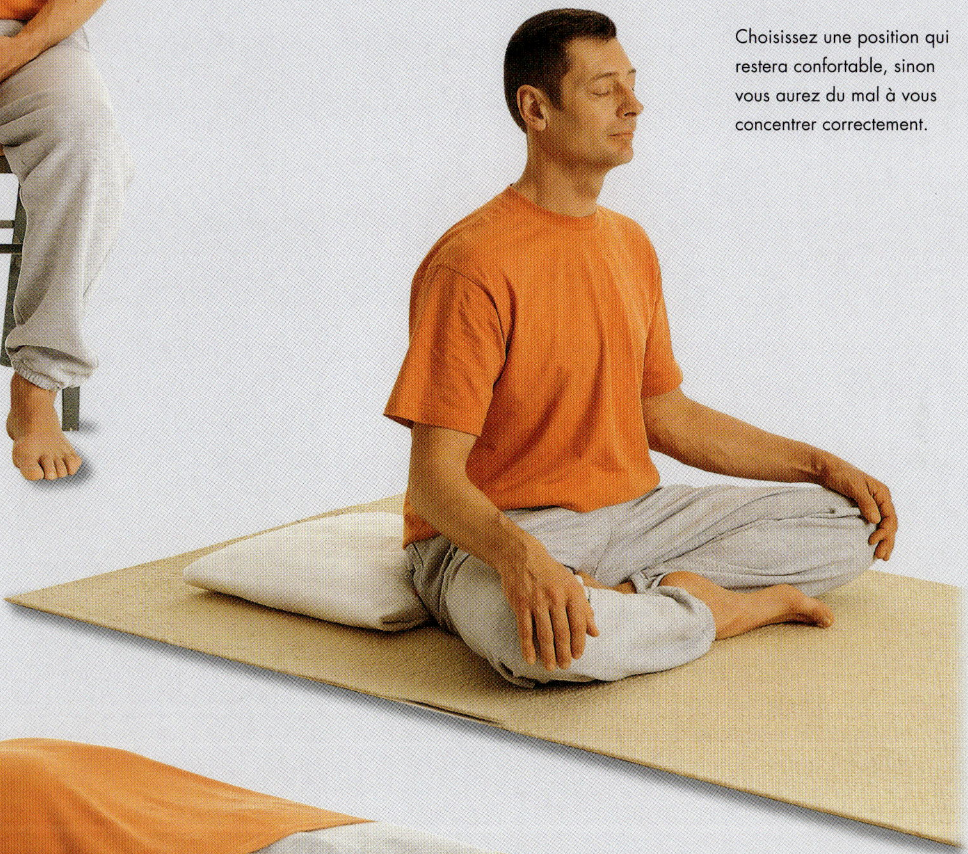

Choisissez une position qui restera confortable, sinon vous aurez du mal à vous concentrer correctement.

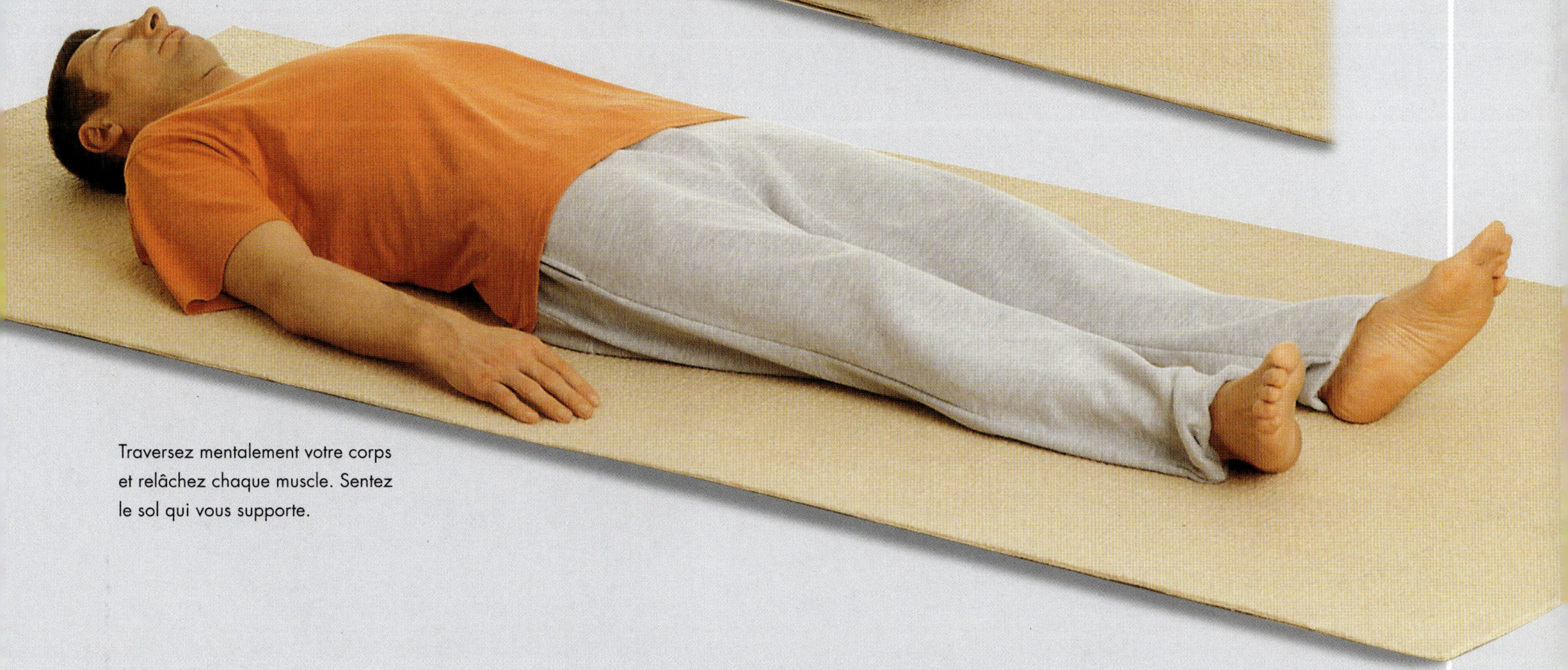

Traversez mentalement votre corps et relâchez chaque muscle. Sentez le sol qui vous supporte.

La visualisation

Avec un peu d'imagination vous pouvez voyager n'importe où. Utilisez des photos ou des objets d'art pour vous représenter un monde délicieusement relaxant. Ce voyage irréel vous aidera à vous concentrer et donc à améliorer votre technique de massage. Réservez-vous un peu de temps, asseyez-vous ou allongez-vous, décrochez le téléphone, fermez les yeux et imaginez.

VOYAGE EN MONTGOLFIÈRE

Imaginez que vous pilotez une montgolfière. Représentez-vous un gros ballon aux couleurs vives. Vous vous voyez monter dans la nacelle. Vous êtes enthousiasmé par le décollage. Une fois en l'air, vous voyez le faîte des arbres, les montagnes, les vallées, les rivières. Imaginez le paysage tel que vous aimeriez qu'il soit. Régalez-vous des magnifiques couleurs de la nature. Commencez votre descente. Prenez conscience des arbres juste au-dessous de vous, des vaches dans les champs, des buissons et voyez apparaître une clairière où vous pourrez atterrir en douceur.

Sentez-vous stable, fermement ancré au sol et droit. Entendez le ronflement de la montgolfière quand vous sortez de la nacelle et posez le pied par terre. Si vous vous sentez un peu chancelant, faites-vous aider pour marcher. Sentez l'odeur de l'herbe et des fleurs. En quittant la montgolfière, rejoignez des amis ou votre famille. Soyez reconnaissant d'avoir pu vivre cela.

Pour aller plus loin, survolez une rivière. La rivière s'élargit pour devenir un grand lac. Laissez-vous pénétrer par la tranquillité bleu-vert de l'eau puis dirigez-vous vers l'océan. Au-dessus de l'océan, sentez le changement d'air. Écoutez et regardez les goélands. Goûtez le sel sur vos lèvres. Visualisez la côte qui s'approche. Atterrissez en douceur ; vous vous sentez régénéré et tonifié.

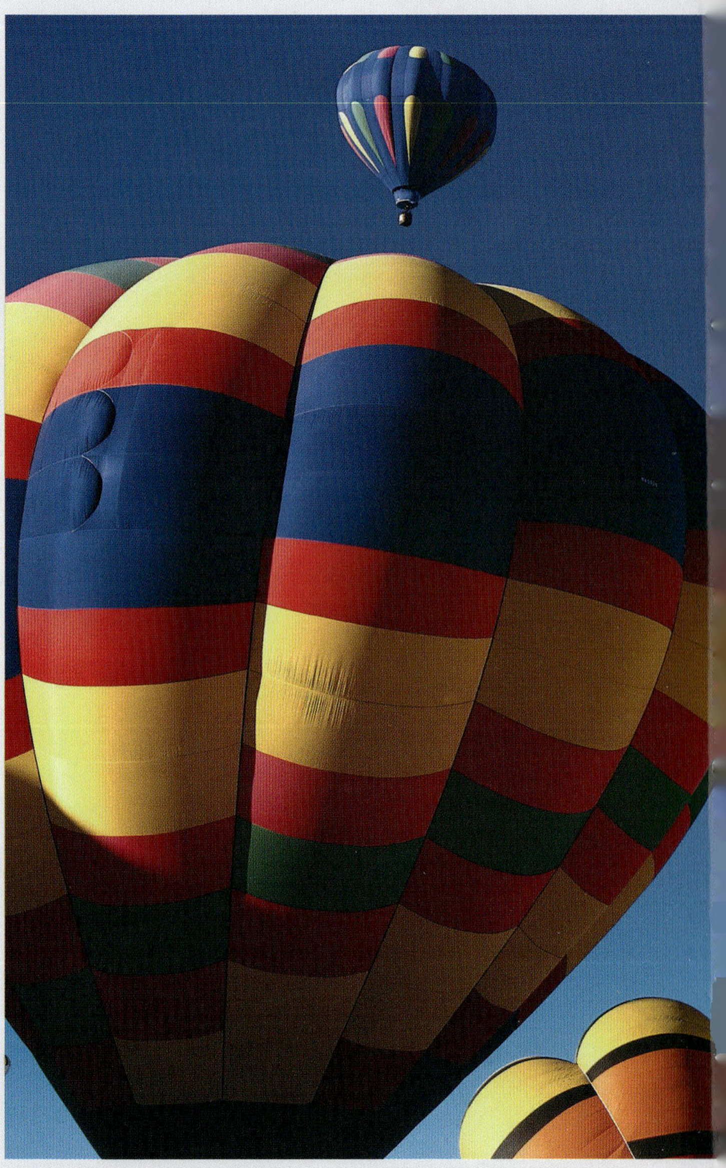

La visualisation est une technique intéressante à maîtriser. Si vous parvenez à vous rappeler sur demande les sensations qu'elle suscite, vous serez paré pour relever les défis que la vie vous impose.

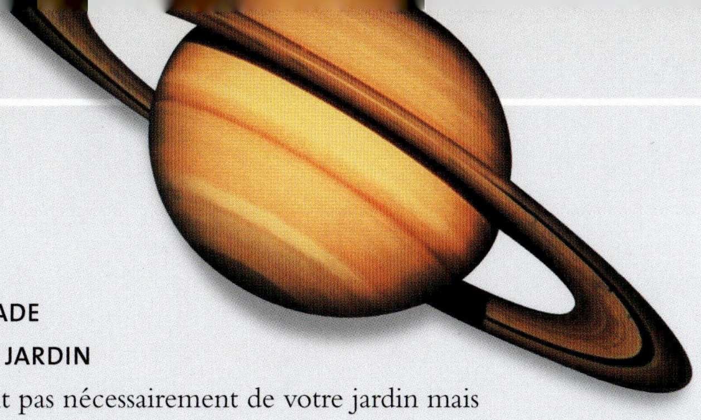

PROMENADE DANS UN JARDIN

Il ne s'agit pas nécessairement de votre jardin mais d'un jardin que vous avez imaginé, un petit paradis personnel. Descendez l'allée centrale et franchissez le portillon. Vous vous trouvez dans un champ de fleurs. Visualisez chaque fleur une par une ; ce sont toutes vos préférées. Sentez la texture spongieuse de l'herbe tandis que vous déambulez, l'humeur joyeuse. Puis faites le chemin inverse, repassez le portillon et remontez l'allée de gravier pour rentrer chez vous.

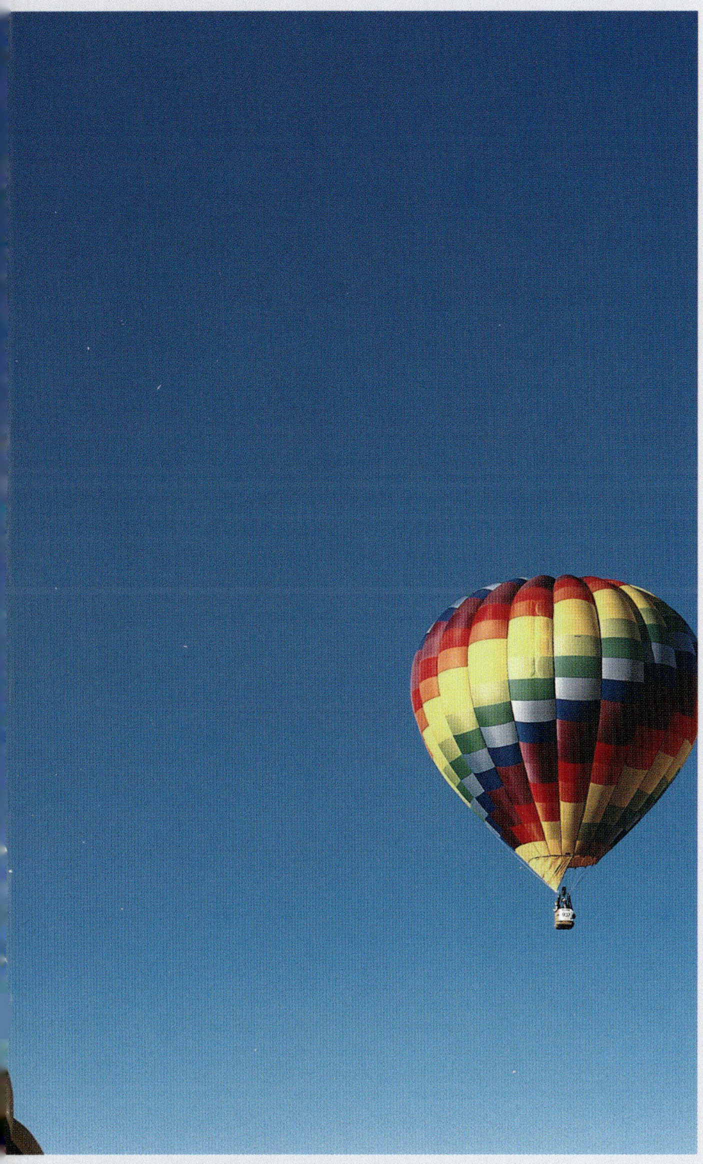

VOYAGE INTERPLANÉTAIRE

Visualisez-vous en train d'embarquer dans votre propre vaisseau spatial. Vous êtes prêt à décoller. Pour méditer tranquillement, errez parmi les galaxies et les étoiles ; vous évoluez en apesanteur et vous êtes émerveillé par l'univers. Si vous souhaitez un voyage tonique, bouclez votre ceinture et laissez-vous bercer par les acclamations de la foule amassée à vos pieds avant de plonger dans les profondeurs de l'univers. Avez-vous le courage d'atterrir ailleurs ? Restez dans votre vaisseau et donnez de vos nouvelles aux équipes de télévision et à vos amis qui vous attendent sur terre. Vous êtes aux commandes de votre destinée.

AFFIRMATIONS

Les affirmations sont des pensées conscientes qui vous aident à orienter votre vie dans la direction souhaitée. Répétez-les à voix haute pour confirmer vos intentions et atteindre votre objectif.

Trouvez une affirmation en rapport avec votre vie quotidienne. Voilà quelques idées pour commencer ; choisissez celle qui vous convient et répétez-la tout au long de la journée.

• Aujourd'hui, je ne me mettrai pas en colère. Aujourd'hui, je ne me ferai pas de souci.
• Je peux être ce que je veux être.
• Je suis heureux, en bonne santé et bien entouré.
• Je maîtrise le fonctionnement de mon corps et de mon esprit.
• J'agirai et je réagirai toujours de manière positive à une situation donnée.

Voici une affirmation qui vous aidera à vous remettre en forme après avoir été malade :
• Chaque molécule, chaque cellule, chaque tissu de mon corps est en parfaite santé et se renouvelle. Je suis la perfection personnifiée.

Index

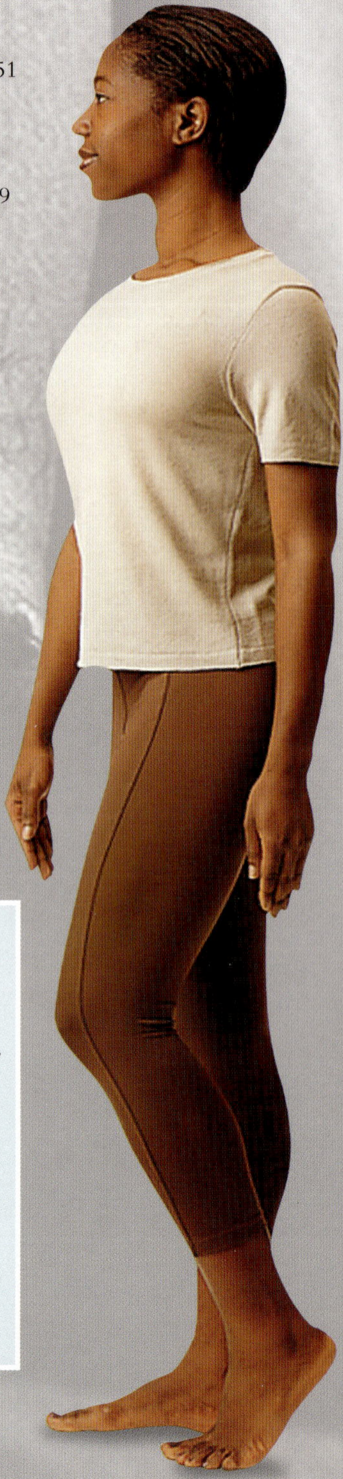

Remerciements

Merci à

Sarah Allaway pour la coordination des prises de vue, à Peter Donno, Malika Hopkins, Vivienne Simberg, Catherine Newton pour leur contribution aux prises de vue

Les éditeurs souhaitent remercier les organismes suivants pour les photographies :

Corbis Images 94, 95 ; Image Bank 6, 8, 9 ; Images Colour Library 10, 60 ; Stockmarket 91 ; Stone Gettyone 18, 19, 20, 21, 22, 30, 36, 56 ; Superstock 11, 42, 43